Indice dei contenuti

Contenuto

Capitolo 1 - Introduzione 6

Scopo di questo libro 6

Il fulcro di questo libro 7

Pubblico 8

Avviso 8

Approccio e contesto 9

Capitolo 2: Esercizio Gioioso 11

Trampolino 11

Macchina a vibrazione 15

Macchina Pull-up 15

Capitolo 3: Pratica divertente all'aperto 17

Esposizione solare intelligente 17

Passeggiata a piedi nudi 19

Capitolo 4: Potenziamento mentale istantaneo 23

Doccia fredda 23

Cervello Giochi 25

Coscienza e meditazione 26

Sali di Epsom 27

Giornale 28

Autoconversazione 29

Musica edificante 31

Capitolo 5: Sonno intelligente 33

Monitoraggio del sonno 33

Tappi per le orecchie in silicone 35

Maschera per gli occhi 36

Camera Fredda 36

Depuratore d'aria 37

Doccia fredda e calda 38

Blocco luce blu 38

Magnesio ottimizzato 39

Capitolo 6: Dieta Insolita 40

Il mio breve sfondo dietetico 40

Alla scoperta della dieta insolita 41

Il passaggio da Keto a Carnivore 42

Abbracciare la dieta carnivora 43

Pesce e frutti di mare..45

Da cosa mi astengo in questa dieta? 46

Benefici della Dieta Carnivora...47

Qualsiasi effetto collaterale della dieta carnivora 47

Enzimi digestivi...49

Sale 50

Carbone attivo..51

Capitolo 7: Supplementi efficaci 53

Caffeina...53

Nicotina...55

N-Acetil-Tirosina 57

N-Acetil-Cisteina...57

Acido Alfa Lipoico 59

NADH 59

Capitolo 8: L'attenzione alla salute quotidiana 62

Consapevolezza generale dell'infiammazione 62

Potenti Hack Che Cambiano Vita e Che Hanno Davvero Trasformato la Mia Vita

Usare hack semplici ma efficaci per trasformare la salute fisica, mentale ed emotiva in modo rapido e sostenibile

Dr. Mehmet Yildiz

Seconda edizione, settembre 2019

Copyright © Dr Mehmet Yildiz

https://digitalmehmet.com

Editore: S.T.E.P.S. Publishing Australia

P.O Box 2097, Roxburgh Park, Victoria, 3064 Australia

info@stepsconsulting.com.au

A cura di FirstEditor.com

Tradotto da Pedro Pablo Pérez Agüero

Monitoraggio del sangue 66

Salute dentale 71

Salute della pelle 73

Sauna secca 74

Consapevolezza dei muscoli magri e del grasso corporeo.............76

Digiuno intermittente..78

Consapevolezza dei mitocondri 79

Fare di meno, ottenere di più 80

Rimozione del disordine 82

Assunzione di piena responsabilità 82

Agendo ora..84

Apprendimento pratico 87

Capitolo 9: Conclusione *89*

Reinventare me stesso 89

Altri libri di questo autore *92*

Un approccio moderno all'architettura aziendale basato su mobilità, cloud, internet degli oggetti e grandi dati. 92

Una guida pratica per gli architetti di soluzioni per l'internet degli oggetti...94

Progettare ecosistemi dell'internet degli oggetti sicuri, agili, economici, altamente disponibili e performanti. 94

Un quadro di eccellenza tecnica per una leadership innovativa nella trasformazione digitale...96

Trasformare l'impresa con eccellenza tecnica, innovazione, semplicità, agilità, fusione e collaborazione. 96

Progettazione di soluzioni per grandi dati integrate con IoT e Cloud .98

Creare intuizioni strategiche di business con agilità 98

Capitolo 1 - Introduzione

Scopo di questo libro

Lo scopo primario di questo libro è quello di condividere ciò che ho imparato e praticato recentemente per trasformarmi da molteplici angolazioni. L'enfasi è posta sui piccoli cambiamenti che hanno un grande impatto su questo viaggio.

I piccoli cambiamenti presentati in questo libro sono diventati per me un punto di svolta. Anche se sembrano piccoli e poco interessanti dall'esterno, trasformarli in abitudini e combinarli l'uno con l'altro ha fatto una trasformazione notevole per la mia vita.

Vorrei condividere senza vergogna le ragioni di questi cambiamenti e spiegare come questi cambiamenti mi hanno aiutato davvero, usando diversi esempi della mia vita personale.

Poiché il libro tratta dei miei cambiamenti pratici, ho usato la narrazione in prima persona di un linguaggio conversazionale piuttosto che uno stile formale. Volutamente non ho fornito alcuna citazione per mantenere il libro semplice da leggere e comprendere. So per esperienza che le citazioni disordinate in questi tipi di libri pratici annoiavano e disattivano i lettori.

Tutti i termini, gli strumenti, i supplementi, gli approcci, i metodi e i concetti forniti in questo libro possono essere facilmente consultabili su Google e gli articoli rilevanti sono facilmente accessibili da

PubMed e da altre importanti fonti di informazione scientifica.

Il fulcro di questo libro

Insolitamente, il fulcro di questo libro sono io, in quanto persona che ha testato diversi approcci basati su prove ed errori e sugli input provenienti dallo sviluppo della ricerca. Tuttavia, mentre scrivo, ho pensato a te come mio pubblico per semplificare i miei pensieri e aggiungere un ordine alla mia follia per dare un senso e aggiungere valore alla tua vita. Quindi l'attenzione di questo libro è concentrata su di noi.

In questo libro, non faccio alcuna raccomandazione di proposito. Le ragioni di questo è che mi propongo di condividere la mia esperienza con sincerità, senza alcuna pubblicità o motivi diversi dalla prospettiva utilitaristica e da obiettivi caritatevoli.

Tuttavia, mi propongo di condividere questa esperienza con voi, supponendo che possiate avere una revisione critica di questi punti. Spero che alcuni lettori possano personalizzare o applicare alcune delle tecniche in base alla loro esperienza e alle loro esigenze. Non faccio deliberatamente nessuna raccomandazione per l'uso di queste tecniche.

Alcuni lettori possono usarle come punto di convalida, come ho fatto io. Credo che alcuni lettori stiano già usando alcune di queste tecniche e approcci; per questo motivo, continuano ad annuire e a chiedersi cosa succede dopo.

A causa della natura controversa di alcuni punti, credo che alcuni lettori li stiano giudicando e solo dopo alcune difficoltà tentano di provarne di rilevanti come ultima risorsa.

Siamo tutti individui e abbiamo esigenze, aspettative e circostanze diverse. Pertanto, non mi offendo in nessuna reazione. La mia vera intenzione è quella di fornire una prospettiva pratica ai miei lettori sulla base della mia esperienza, soprattutto lezioni apprese con fatica, in modo che possano trarre beneficio man mano che diventano rilevanti e possibili per le loro condizioni.

Pubblico

I destinatari di questo libro sono quelle persone di mentalità aperta che si assumono la responsabilità personale e agiscono per trasformarsi nella loro versione migliore, facendo leva sull'esperienza altrui, su bio-hack testati e su tattiche collaudate e documentate in un formato editoriale.

Avviso

Questo libro non è un consiglio o una prescrizione per nessuno. Condivido solo la mia esperienza personale e le mie scoperte. I punti discussi in questo libro sono pubblicamente disponibili in fonti di conoscenza facilmente accessibili come PubMed.

In primo luogo, non sono un medico, un dietista, un

nutrizionista o uno psicologo. Tuttavia, ho un dottorato professionale e altre lauree post-dottorato; quindi posso intraprendere ricerche avanzate e interpretare gli studi avanzati. Sono una specie di drogato PubMed come mio hobby.

E' importante affermare che questo libro può essere letto come una biografia trasformazionale di una persona che ha provato diverse tecniche e approcci che hanno lavorato per i suoi obiettivi trasformativi.

Non raccomando in particolare nessuno dei miei strumenti di trasformazione, tecniche, approcci o hack personali a nessuno in questo libro, dato che ognuno di noi è unico. Le tecniche che ho usato possono funzionare o meno per altre persone. È a discrezione dei lettori.

Se siete aperti come me e vi piace imparare dalle storie di trasformazione altrui, potreste amare questo libro e trovarlo penetrante. Riflette veramente pensieri, sentimenti ed esperienze autentici in un lungo e doloroso viaggio.

Approccio e contesto

In questo libro, fornisco un approccio pratico basato sulla solida esperienza della mia trasformazione in versioni migliori di me stesso. Leggere e imparare da una vasta gamma di pubblicazioni di ricerca, in particolare PubMed, è una delle mie attività intellettuali preferite. Tuttavia, di proposito, non ho citato una recensione delle risorse, in quanto le citazioni possono aver trasformato il libro in una pubblicazione scientifica con dettagli ingombranti.

Questo libro è intenzionalmente scritto in un formato conversazionale per renderlo facile da leggere e capire. Quasi nessun gergo è stato usato; se un qualsiasi gergo è stato usato per qualsiasi motivo, viene brevemente spiegato e chiarito.

Per ribadire, questo non è un libro di scienza; tuttavia, la maggior parte degli hack hanno un certo sostegno della scienza per cominciare. Niente è stato testato in modo casuale, ma testato sulla base di alcune ipotesi e dell'esperienza di altri che hanno anche provato approcci simili. Alcuni approcci presentati in questo libro sono ben noti, ma il valore deriva dalla sperimentazione personalizzata di quelle alternative e dalla presentazione dei risultati personali in modo aperto, senza pregiudizi o interessi commerciali a portata di mano.

Questo libro non è stato finanziato o approvato da nessuna persona o istituzione. Questa è una presentazione fattuale e biografica delle mie esperienze di trasformazione.

Capitolo 2: Esercizio Gioioso

Voglio iniziare con l'esercizio fisico, poiché questo ha avuto l'impatto più significativo sul mio cambiamento di trasformazione. Prima di smettere di leggere, gli esercizi introdotti qui, non il tipo che ti può affaticare, ma per darti piacere. Non vi dirò di andare in palestra tutti i giorni e sudare ore di trasporto dei pesi massimi o nuotare alle cinque del mattino. Introduco solo esercizio divertente e conveniente, quindi, ho chiamato questo capitolo come "Esercizio gioioso".

Trampolino

Mi sono imbattuto nei trampolini quando, anni fa, nel nostro sobborgo, è stato aperto un nuovo centro fitness per i trampolini. Il mio giovane figlio era talmente coinvolto che quasi ogni giorno ci trascinava al centro. Ora è un adulto con un buon sviluppo muscolare.

Un giorno ero così curioso quando saltava con i suoi amici e partecipava alla sua sessione. È stato un divertimento incredibile. Stavo rivivendo la mia infanzia. Il tempo passava così in fretta che una sessione di un'ora era come un minuto. La mia frequenza cardiaca, che ho controllato dal mio orologio intelligente, stava dimostrando che era molto elevata. Ero in uno stato euforico.

Dopo una sessione di salto di un'ora, mi sentivo benissimo quella notte. Il mio sonno era perfetto. Dopo di che ogni volta che portavamo nostro figlio al centro, continuavo a saltare con i bambini. Con questa semplice attività, la mia forma fisica è aumentata notevolmente in un mese o giù di lì.

Dopo un po' di tempo, non ci è stato possibile andare al centro a causa delle sue altre attività extrascolastiche e degli impegni educativi. Mi mancava davvero il divertimento, ma ero riluttante ad andare in un centro per bambini da adulto.

Poi un giorno ho visto un annuncio su YouTube su un'azienda di trampolino negli Stati Uniti. Stavano trasportando all'estero. L'annuncio mi ha ispirato, così ho ordinato un piccolo trampolino per la mia sala studio.

Era più costoso degli altri attrezzi per il fitness, ma è stato uno dei migliori investimenti e degli hack più utili che abbia mai provato. Questo semplice strumento ha avuto un enorme impatto sulla mia salute. E 'diventato il mio migliore amico in inverno, soprattutto nei giorni di pioggia, quando non potevo uscire.

Ho imparato modi innovativi per usare il trampolino da interno. Ci sono momenti in cui guardo alcuni programmi sul mio PC o ascolto Audible books. Questi sono i tempi per salire sul trampolino e lentamente camminare o saltare su di esso. Mi aiuta a ridurre lo stress e a completare il mio obiettivo quotidiano diecimila passi a piedi.

Inoltre, ho imparato che ha alcuni benefici aggiuntivi sulla nostra salute. Dopo aver appreso quei benefici, ho osservato i cambiamenti positivi nella mia salute. Per esempio, aumenta il flusso linfatico nel nostro corpo, aiutando così la disintossicazione. La pulizia del sistema linfatico può anche migliorare il nostro sistema immunitario.

Un altro beneficio che ho trovato in letteratura è stato l'aumento della densità scheletrica e ossea complessiva. Questo è molto importante per il mio corpo che invecchia. Può essere preventivo per il decadimento scheletrico.

Oltre ad una migliore forma fisica, ho anche osservato che la mia frequenza cardiaca non è più alta come nei miei giorni precedenti. Ovviamente, mi ha aiutato a diventare più in forma.

Ho anche letto del beneficio di aumentare la circolazione dell'ossigeno, aumentando così l'energia cellulare. Non ho un dispositivo per testare questo, ma il mio profilo respiratorio generale è migliorato in base al modo in cui respiro durante le sessioni di trampolino e, in seguito, anche meglio.

Correvo e facevo jogging anni fa e dopo mi sentivo malissimo a causa del dolore alle articolazioni. Ora, facendo jogging, correndo o saltellando sul trampolino, non c'è una pressione eccessiva sulle mie articolazioni. Questa è un'altra misura preventiva per l'invecchiamento e i potenziali rischi di malattie dello scheletro.

Un altro beneficio che ho ottenuto saltando sul trampolino in diversi schemi che ho imparato dai bambini è stato quello di ottenere un migliore equilibrio. Ho letto in letteratura che saltare su un trampolino può stimolare i canali vestibolari e semicircolari dell'orecchio medio e aiutarci a migliorare l'equilibrio.

È interessante notare che alcuni fan del trampolino affermano addirittura che può prevenire il cancro attraverso una migliore circolazione del liquido linfatico rimuovendo le cellule cancerogene nel corpo, ma non ho un modo per testare questo nei miei hack. Tuttavia, è rinfrescante sentire queste utili speculazioni che potrebbero essere convalidate in futuro e diventare una verità. Personalmente terrei una mente aperta su questi potenziali benefici dei trampolini.

La cosa migliore di tutte, non ho sperimentato alcun effetto collaterale del saltellare sul trampolino. L'unico rischio è di cadere dal trampolino se non fatto correttamente o non prestando attenzione. Pertanto, mi assicuro che non ci siano oggetti appuntiti intorno al trampolino, ed è su un tappeto liscio nella mia sala studio.

Macchina a vibrazione

Questa macchina meraviglia è eccellente per l'allenamento muscolare in generale. E 'divertente e conveniente. Di solito salto su di essa per dieci minuti e sento che tutti i muscoli sono allenati. È stato originariamente progettato per gli astronauti per mantenere la massa muscolare nello spazio, in quanto la vibrazione veloce provoca movimenti involontari nei muscoli.

Da quando ho iniziato ad usare una macchina a vibrazione, da oltre dodici anni, ho notato miglioramenti nel mio tono muscolare e nella densità ossea.

L'uso quotidiano di una macchina vibrante ha anche migliorato la mia forma fisica per altri esercizi cardiovascolari. È stato utile anche per mantenere un migliore equilibrio, migliorare la flessibilità e la coordinazione. L'uso di una macchina a vibrazione con trampolino a casa è stata per me la migliore combinazione di un regime di esercizio quotidiano, anche se non posso uscire o andare in palestra qualche giorno a causa delle condizioni climatiche, del programma di lavoro o di altri impegni.

Macchina Pull-up

Ho trovato la macchina di trazione uno strumento più efficace per l'allenamento di forza e peso. Il pull-up può essere utilizzato per sviluppare la forza e aumentare la massa muscolare, concentrandosi sui grandi muscoli della schiena e del bicipite.

Avere una macchina per il pull-up a casa e fare qualche pull-up la mattina e la sera dopo il lavoro è diventata una buona abitudine per me. Nei giorni in cui non posso andare in palestra, questa pull-up machine, dopo il trampolino e la vibrazione, è il mio primo go-to machine a casa. Mentre uso il trampolino e la macchina vibrante per scopi cardiovascolari, io uso la macchina pull-up per l'allenamento di forza.

Inizialmente sono stato in grado di fare solo cinque pull-ups con grande difficoltà. Tutto il mio corpo tremava e si arrabbiava dopo anche solo una serie di cinque ripetizioni. Dopo anni di pratica a casa con la mia macchina per il pull-up, ora posso raggiungere 20 pull-up consecutivi al giorno senza tempi di recupero. Ci vogliono solo cinque minuti per fare tre set. Mi sento benissimo quando eseguo tre serie di 20 esercizi di recupero al mattino. L'acquisto di una macchina pull-up era solo un investimento di 200 dollari, ma ne valeva davvero la pena.

Capitolo 3: Pratica divertente all'aperto

Esposizione solare intelligente

Per molti anni ho temuto il sole, specialmente vivendo nell'emisfero sud. Molti annunci spaventosi in TV, che mostravano persone che si ammalano rapidamente a causa dell'esposizione al sole, erano molto scoraggianti per me. Gli annunci sottolineavano la mancanza di intelligenza nel rimanere sotto il sole nudo. Non indicavano nemmeno l'uso del sole per un breve periodo di tempo. Era una guida binaria, perché la luce del sole era malvagia. Ho avuto difficoltà a credere a questi annunci ma l'ho rispettato per molti anni.

Ho imparato che la radiazione ultravioletta-B alla luce del sole è necessaria per la formazione di vitamina D nel nostro corpo. La letteratura medica mostra la vitamina D come un ingrediente ormonale significativo per la nostra salute. E 'dimostrato che la vitamina D è preventivo per l'infiammazione, migliora la funzione cerebrale, abbassa la pressione alta, rilassa i muscoli, e protegge anche contro alcuni tumori, contrariamente al messaggio negli annunci spaventosi.

In aggiunta a questo pezzo di conoscenza, ho anche pensato che per migliaia di anni i nostri antenati camminavano sotto il sole, quindi i nostri geni devono essere adattati alla luce del sole. Questo assunto mi ha fatto agire coraggioso. Ero determinato ad assumermi la responsabilità personale su questo rischio.

Con questo pensiero motivazionale, e vedendo molte persone che usano il sole in modo intelligente, ho fatto il tuffo per rimanere sotto la luce del sole 15 minuti al giorno e l'ho aumentato a 30 minuti dopo un po', esponendo oltre il 40 per cento del mio corpo al sole. Per un anno, l'uso di una terapia solare di 30 minuti ha fatto un'enorme differenza positiva per la mia salute.

In primo luogo, i miei livelli di vitamina D hanno raggiunto un livello ottimale, come descritto dal mio medico di famiglia. Il mio livello di testosterone è aumentato notevolmente. Il mio livello di cortisolo è sceso al livello normale, poiché per molti anni è stato elevato a causa dello stress e di diete inappropriate. La mia infiammazione usuale, causata dall'artrite, è diminuita sostanzialmente come evidente dai miei marcatori di inflazione di anima quale CRP. La mia depressione delicata e l'insonnia occasionale sono sparito, poichè ho avuto un migliore equilibrio ormonale. In breve, la mia felicità e la gioia si sono estese esponendomi alla luce del sole per 30 minuti al giorno.

Sto intraprendendo questo regime da oltre cinque anni. Ottenendo regolarmente controllato per i rischi potenziali quali il melanoma, toccare il legno, non ho sperimentato effetti collaterali finora. I miei livelli di vitamina D sono ancora ottimali, e mi sento benissimo quando vedo il sole, specialmente la mattina. È il mio primo atto di guardare il sole qualche minuto al mattino presto per ripristinare il mio ritmo circadiano. Questa mattina presto l'esposizione al sole inibisce il processo di produzione della melatonina; quindi, la sonnolenza scompare rapidamente.

Da quando ho iniziato a svolgere questa attività ogni giorno, mi sono sentito sveglio al mattino e sonnolento di notte. È gratificante seguire un ritmo naturale.

Passeggiata a piedi nudi

Molto tempo fa, quando nostro figlio ha iniziato a camminare, l'infermiera di famiglia ha voluto che iniziasse a camminare a piedi nudi, in quanto lo avrebbe aiutato a percepire ed essere consapevole della posizione e del movimento del suo corpo con un feedback costante. Più tardi ho scoperto che questo è chiamato "propriocezione" in letteratura.

Questo pezzo di conoscenza è rimasto bloccato con me per anni. Mi piaceva camminare a piedi nudi intorno alla spiaggia nella sabbia e su erbe verdi nei parchi e nel nostro giardino. Manteniamo un'erba verde pulita e ben rifilata nel nostro giardino. Oltre ad essere attraente per l'occhio, è il mio strumento terapeutico quotidiano.

Ogni volta che camminavo sulla sabbia o sull'erba a

piedi nudi, sentivo una certa piacevolezza nel mio corpo, come se lo stress si stesse sciogliendo e sostituendo con sensazioni piacevoli.

Un giorno ero curioso e ho iniziato a leggere di questo e ho notato che c'è una tendenza massiccia per camminare a piedi nudi in varie comunità sanitarie. C'erano centinaia di aneddoti di persone che si sentivano a proprio agio nel camminare a piedi nudi, specialmente sulla sabbia e sull'erba.

Ci sono state molte testimonianze sui benefici di camminare a piedi nudi su sabbia ed erba, specialmente per ridurre lo stress. È interessante notare che mi sono imbattuto in studi su questa pretesa riduzione dello stress quantitativamente, come ad esempio oltre il 60%.

L'argomento più convincente per il beneficio di camminare sulla sabbia o sull'erba era legato agli elettroni che possono essere trasferiti dal nostro corpo. È stato scoperto che gli elettroni caricati negativamente dal nostro corpo possono essere assorbiti o neutralizzati dalla terra.

Questo argomento mi ha convinto perché ho provato la sensazione camminando a piedi nudi su erba e sabbia, ma anche un pezzo di attrezzatura di messa a terra che ho acquistato da eBay. Poi ho replicato più volte questo hack su altri prodotti di messa a terra come tappetini e lenzuola.

C'è un'avvertenza, però; questi prodotti, anche se hanno apportato alcune modifiche in termini di buoni sentimenti, non erano così efficaci come vere e proprie passeggiate sulla sabbia o sull'erba. Pertanto, ho fatto loro fonti supplementari del mio regime di messa a terra nei giorni freddi e piovosi, quando diventa impossibile camminare all'esterno.

Questo effetto di messa a terra a piedi nudi ha avuto un effetto tremendo sul mio sonno. In quei giorni, ho camminato intorno alla spiaggia e, sull'erba, mi sono addormentato rapidamente di notte e sono rimasto addormentato più a lungo. Come accennato nella registrazione del sonno hack, controllare quotidianamente i miei modelli di sonno era una prova empirica dei benefici della camminata a piedi nudi per un sonno di buona qualità.

Il mio solito camminare sulla sabbia o sull'erba è di circa diecimila passi al giorno. E 'stato molto utile per la mia salute da più angolazioni come mantenere il mio peso, riservando i miei muscoli magri e rimanere di buon umore. Camminare lentamente per circa 90 minuti (diecimila passi) è un'abitudine che ho sviluppato nel corso di un decennio e che mi piace veramente ogni giorno. Il mio orologio intelligente mi mantiene motivato ad ottenere il beneficio di questa buona abitudine.

Un altro dispositivo di monitoraggio nel mio smartphone è un'applicazione per misurare la mia variabilità della frequenza cardiaca. Quando ho letto le affermazioni secondo cui la messa a terra migliora la variabilità della frequenza cardiaca, l'ho testata per sei mesi e ho notato un sostanziale miglioramento della mia variabilità della frequenza cardiaca.

Oltre a questi benefici convalidati, ho letto alcune testimonianze e speculazioni come il miglioramento della salute cardiovascolare, l'equilibrio del sistema nervoso autonomo, il miglioramento della viscosità del sangue, e persino l'aumento della capacità cerebrale. Suonano come benefici incredibili, ma non ho avuto la possibilità di convalidarli nella mia vita ancora. Non vedo l'ora di vedere alcuni studi convincenti su questi promettenti benefici.

Capitolo 4: Potenziamento mentale istantaneo

Doccia fredda

Non avrei mai pensato che mi sarei goduto così tanto le docce fredde e sostituire il mio caffè del mattino con loro. Quando ho letto gli incredibili benefici su un sito web molti anni fa, inizialmente ho pensato che fosse solo hype o esagerato.

Mi ha creato una certa curiosità, però, visto che continuavo a vedere vari articoli e video su YouTube sui benefici delle docce fredde. Dopo aver letto diverse testimonianze, un giorno, ho deciso di farmi una doccia fredda. È stata la peggiore esperienza che abbia mai avuto. Il mio corpo ha reagito male. Ho pensato che stavo morendo.

Poi ho guardato i video di YouTube su come gli altri lo hanno fatto. Ho imparato un po 'imparato le tecniche come iniziare lentamente con le gambe, braccia, poi la testa e tutto il corpo. Le tecniche che ho imparato mi hanno aiutato a fare docce fredde un po' più facilmente.

Tuttavia, quello che ho imparato su come affrontare la risposta del corpo e il processo di adattamento è stato un fattore che ha aperto gli occhi. Qualcuno ha detto che non sarei morto in pochi minuti di docce fredde, anche se il corpo ne ha voglia. È un meccanismo di sopravvivenza del corpo a reagire in questo modo. In pochi minuti, il corpo si abituava ad esso e iniziava a sentirsi bene.

Era perfetto. Dopo 30 secondi, il mio corpo si è abituato. La reazione avversa si è lentamente trasformata in positiva. Ho iniziato a sentirmi meglio. Dopo un po' l'acqua sembrava più calda, anche se non ho cambiato il rubinetto.

La parte migliore è stata dopo la doccia. È stata una sensazione fantastica. Tutto il letargo e la sonnolenza mattutina sono scomparsi in pochi minuti. Mi sentivo come se avessi bevuto tre tazze di espresso forte. Non solo il mio livello di energia era alto, ma anche la mia fiducia aumentava incredibilmente.

Oggi, ogni volta che ho una giornata impegnativa, ho pochi minuti di doccia fredda e mi sento pronto per le sfide della giornata. Questa abitudine mi ha aiutato a ridurre l'assunzione di caffè e la dipendenza da caffeina al mattino.

Dopo aver letto dei benefici delle docce fredde, un giorno ho scoperto che avere docce fredde e calde insieme mezz'ora prima di andare a letto può ripristinare il ritmo circadiano. Questa è stata un'informazione molto utile per me, dato che ho viaggiato spesso sull'Atlantico e, come molti altri viaggiatori, ho usato la melatonina per superare i miei problemi di jetlag.

Provando 30 secondi di docce fredde e 30 secondi di docce calde alternativamente da cinque a dieci volte e mezz'ora prima di andare a letto, mi sono meravigliato nel risolvere i miei problemi del jetlag. Da allora ho smesso di usare la melatonina, in quanto ha effetti collaterali come la sensazione di sonnolenza il giorno dopo, specialmente se è una giornata invernale nuvolosa.

Cervello Giochi

Quando ho studiato scienze cognitive a livello post-laurea, ho capito l'importanza di stimolare il nostro cervello con vari metodi. Oltre alla lettura abituale, ho anche usato vari cruciverba, Sudoku e altri esercizi mentali in libri, specialmente da Mensa o da altre pubblicazioni orientate all'intelligenza. Tutti questi esercizi sono stati molto utili.

La mia scoperta di Lumosity ed Elevate ha fatto la differenza nello stimolare il mio cervello. All'inizio, ero un po' dubbioso dei benefici promossi dai proprietari di questi prodotti. Dopo un po' di tempo a giocare con loro ogni giorno, non solo mi sono goduto il tempo speso in quei giochi cerebrali creativi, ma ho anche notato un miglioramento della mia memoria, attenzione, flessibilità e agilità.

Sia Lumosity che Elevate forniscono un approccio progressivo ai giochi cerebrali. Il tempo è un fattore essenziale. Essi sfidano anche la velocità.

Non vedo l'ora di nuovi giochi per sfidare la mia memoria di lavoro, la ritenzione, la concentrazione e la risoluzione dei problemi. Una ginnastica cerebrale di dieci minuti al giorno è una meravigliosa opportunità per mantenere il nostro cervello sano e in forma.

Coscienza e meditazione

La consapevolezza è diventata uno stile di vita per me. Praticare la consapevolezza su base giornaliera ha avuto l'impatto più significativo sulla mia salute mentale ed emotiva. Da quando ho iniziato a praticare la consapevolezza, il mio ottimismo generale è migliorato notevolmente. Mi comporto con una nuova personalità.

La consapevolezza è essenziale per me perché vedo benefici immediati nei momenti in cui sono veramente bloccato e mi sento infelice. Non appena comincio a praticare la consapevolezza di essere nel momento, di essere consapevole delle cose intorno a me, delle mie emozioni e sensazioni nel mio corpo, improvvisamente vedo un calo drammatico del mio stress e della mia ansia.

Ho imparato a praticare la consapevolezza ovunque e in qualsiasi momento. È uno stato naturale senza sforzo. Molte tradizioni lo usano in formati diversi con nomi diversi, per esempio, pratiche contemplative in formati di preghiera o di mediazione.

Per me, la forma più pura di consapevolezza si concentra sul mio respiro non appena noto che il mio cervello sta ruminando. Faccio un respiro profondo, contando fino a quattro, poi lo trattengo per un conteggio di quattro, poi lo rilancio fino a un conteggio di quattro. Mentre faccio questo ritmo di respirazione lenta per alcuni minuti, continuo a concentrarmi su ogni respiro. Poi continuo il mio processo di respirazione naturale e mi concentro su ogni dentro, fuori e lo spazio in mezzo. Ogni volta che mi viene in mente un pensiero, mi ricordo dolcemente che la mia attenzione è concentrata sul mio respiro.

Praticare questo semplice processo per 20 minuti al giorno funziona meglio per me. Di solito provo dieci minuti al mattino quando mi sveglio e dieci minuti prima di andare a letto la sera.

Sali di Epsom

Scoprire l'uso dei sali di Epsom nei miei bagni ha fatto una differenza enorme nelle mie sensazioni fisiche. In particolare, il sale di Epsom, che è il solfato di magnesio, mi ha aiutato a rilassare i muscoli, soprattutto dopo un allenamento o una situazione di stress.

Inoltre, fare un bagno con i sali di Epsom mi ha aiutato a dormire meglio, a ridurre lo stress e ad aumentare il mio apporto di magnesio in modo confortevole. Purtroppo, il magnesio in compresse o in polvere, di solito più di 600 mg, mi ha causato diarrea. Prendo le mie compresse di magnesio una volta al giorno un'ora prima di dormire.

Avere un bagno di sali di Epsom è fantastico, ma lo

uso anche come soluzione spray per uso topico in altri momenti. È più facile da trasportare lo spray dove vado. Ogni volta che sento dolore ai muscoli, spruzzo un po' di acqua salata di Epsom su di essi e sento il rilassamento in un tempo molto breve. È uno strumento essenziale nella mia borsa di emergenza.

Giornale

Il giornalismo è stata una delle mie abitudini più consolidate per molti anni. E 'diventato un'estensione del mio cervello e la capacità di ritenzione. Annotando nel mio giornale elettronico tutto ciò che è importante della mia giornata. Scrivere le cose mi dà un sollievo significativo.

È semplice tenere un giornale elettronico al giorno d'oggi. Molti smartphone, tablet e laptop hanno un editor di testo gratuito. Puoi semplicemente annotare i tuoi pensieri, le tue idee, le tue idee, i tuoi progetti, e così via via via via via che arrivano a te.

Poiché si tratta del tuo diario, non devi preoccuparti della grammatica, della struttura o dell'editing. Può essere un modo informale di scrivere i tuoi pensieri. Il giornalismo è un'opzione praticabile per tutti. Se non si dispone di un dispositivo elettronico, va bene; si può fare il diario in un taccuino. Infatti, la scrittura a mano su un pezzo di carta può essere ancora più terapeutica, come viene sottolineato nella letteratura psicologica classica.

Il giornalismo mi permette di chiarire i miei pensieri e sentimenti, soprattutto per le situazioni problematiche. Attraverso il journaling, acquisisco una preziosa conoscenza di sé e fiducia in me stesso.

Inoltre, lo uso come strumento di risoluzione dei problemi. È interessante notare che, quando comincio a usare la tastiera del mio computer portatile, i miei pensieri diventano più espliciti e le soluzioni ai miei problemi arrivano alle punte delle mie dita a sfioramento. È quasi come un atto spirituale. Mi sento come se il mio sé superiore mi parlasse con le mie dita.

Blogging può essere una sorta di journaling. Tuttavia, poiché il blogging è condiviso pubblicamente, non possiamo scrivere questioni private in un blog. Può essere utile condividere idee e pensieri generali che è opportuno condividere. Tuttavia, nel giornalismo privato, possiamo scrivere di tutto nel dettaglio, senza il rischio di offendere nessuno tranne noi stessi.

Autoconversazione

Ci sono momenti in cui mi piace parlare con me stesso di un punto specifico che richiede alcune intuizioni personali. Può essere un'attività terapeutica o creativa. Questa tecnica mi ha aiutato ad essere un inventore e a produrre soluzioni innovative sul lavoro.

A volte registro le mie conversazioni utilizzando uno smartphone o un computer portatile. Google docs è uno strumento gratuito che uso per questo scopo sul mio PC. Inoltre, come valore aggiunto, questo software gratuito di elaborazione testi converte la mia voce registrata in testo. Poi posso inserire il testo convertito nel mio diario quotidiano.

Ascoltare le mie conversazioni registrate in seguito mi dà indizi sul mio umore e sulla situazione psicologica generale durante il tempo di registrazione. Queste informazioni approfondite mi aiutano a riconoscere gli schemi importanti dei miei sentimenti e pensieri.

Registrando le mie autoconversioni e analizzandole quotidianamente, sono come il mio terapeuta che può monitorare se stesso e fare gli aggiustamenti terapeutici necessari a seconda delle necessità. Questo mi aiuta a risparmiare fondi per la terapia. A mio parere, essere in controllo della propria salute mentale ed emotiva è un privilegio affascinante in questa vita.

Inoltre, poiché l'inglese era la mia seconda lingua, ho avuto l'enorme vantaggio di migliorare il mio inglese conversazionale utilizzando questo metodo di registrazione vocale. E' stato affascinante ascoltare la mia voce, rilevare i miei errori sulla base delle mie conoscenze grammaticali e correggerli per un uso migliore e una maggiore fluidità. Questa attività linguistica contribuisce anche alle mie riserve cognitive, che è un argomento completo che va oltre l'ambito di questo libro. Ho intenzione di condividere questa esperienza in un altro libro, forse in uno più scientifico.

Musica edificante

Come molte persone, trovo la musica come strumento per aumentare istantaneamente il mio umore. Per molti anni, quando studiavo, la musica strumentale di sottofondo era il mio strumento di concentrazione. Era soprattutto la musica barocca a facilitare il mio apprendimento. Ascolto ancora musica barocca per rilassarmi e motivarmi.

Inoltre, quando sono di cattivo umore per qualsiasi motivo, ascolto musica edificante dai miei pezzi migliori selezionati in una vasta collezione. Non ci vuole molto tempo per portare il mio umore ad uno stato positivo quando ascolto i pezzi selezionati. Come forti promemoria, inviano immediatamente segnali convincenti al mio cervello per passare da una zona negativa ad una positiva.

L'uso della musica edificante in tempi difficili mi ha aiutato a trasformarmi da persona pessimista a persona ottimista. Ho imparato che il mio cervello era pessimista di default a meno che non facessi uno sforzo particolare per portarlo in uno stato di ottimismo.

Un altro strumento che ho scoperto è stato il ballo, combinato con la mia musica edificante, in momenti in cui mi sento davvero letargico. Solo cinque o dieci minuti di ballo con musica edificante selezionata forniscono un ulteriore stimolo cognitivo alla mia mente e un notevole sollevamento al mio corpo. Il mio cervello ama ballare e la musica e risponde con reazioni favorevoli. Per esempio, qualcuno ha visto "Architetto della mente" di Kerry Muzzey con la coreografia di Christopher Scott su YouTube?

Capitolo 5: Sonno intelligente

Monitoraggio del sonno

Il sonno è essenziale nella nostra vita, sia a breve che a lungo termine. Svolge un ruolo essenziale in ogni aspetto della nostra salute. Tutti lo sanno e fanno uno sforzo consapevole per dormire ogni notte. Gli studi associano la qualità del sonno a molti benefici come un migliore umore, una migliore memoria, una migliore libido e minori rischi cardiovascolari.

Ho imparato l'importanza del sonno quando ero molto giovane e ho adottato la saggezza convenzionale di andare a letto presto e alzarmi presto. Il mio obiettivo è sempre stato quello di dormire almeno otto ore.

Fino a poco tempo fa, pensavo che dormire otto ore fosse sufficiente, quindi non ho mai sospettato che le mie terribili debolezze di alcuni giorni fossero legate alla privazione del sonno. Sentirmi addormentato dopo otto ore di sonno era un mistero per me.

Il momento del risveglio è accaduto quando ho acquistato il mio primo orologio intelligente per il fitness oltre cinque anni fa. Era un dispositivo Fitbit. Stava monitorando quante ore ho dormito, quante volte ero inquieto e la percentuale di qualità del mio sonno. Era accessibile dal mio telefono, tablet o PC.

Dopo alcuni giorni di monitoraggio del mio sonno,

ho notato che anche se ho assegnato otto ore di sonno, a volte ho avuto meno di sei ore di sonno di qualità. Due ore sono state registrate come sveglio o inquieto. E 'stato devastante quando ho notato che.

Poi, sulla base di queste informazioni, ho aumentato le ore di sonno e mi sono assicurato che le ore di qualità fossero almeno otto ore. Poi c'è stato un enorme cambiamento nel mio umore, nel livello di energia e nelle sensazioni generali. Mi sentivo meravigliosamente in quei giorni in cui la qualità del sonno è stata registrata a otto ore o più. E 'stata una lezione importante per imparare che non le ore di sonno totale, ma le ore di sonno di qualità contava.

Un altro vantaggio del monitoraggio del sonno è quello di vedere quanto tempo ci vuole per addormentarsi. Questa piccola informazione può avere effetti importanti nello stabilire i modelli di sonno. Se non riesco ad addormentarmi in 20 minuti, mi alzo e cerco di eseguire alcune attività che inducono il sonno come raccomandato dalle pratiche di CBT (Cognitive Behavioural Therapy).

Al giorno d'oggi, uso costantemente il mio orologio intelligente per monitorare il mio sonno ogni giorno. Ogni mattina controllo la quantità e la qualità del sonno che ricevo dal cruscotto Fitbit. Se per qualsiasi motivo ho meno di otto ore di sonno, prendo azioni informate per correggere.

Qui c'è un hack chiave che ho imparato a gestire la privazione del sonno a breve termine per essere efficace sul lavoro o qualsiasi cosa che avremmo dovuto fare quel giorno. Uso un integratore chiamato N-acetil-tirosina con una compressa di caffeina. La tirosina è un aminoacido e questa versione acetilica può superare la barriera ematologica cerebrale. Mi aiuta a stare all'erta per almeno sei ore con buone sensazioni. Raramente ho bisogno di usarlo, ma quando ne ho bisogno, fa miracoli per me. Ho fornito più circa questo nelle sezioni del supplemento.

Tappi per le orecchie in silicone

Sono molto sensibile al suono. Soprattutto se si fa rumore quando sono a letto nel bel mezzo della notte, mi sveglio molto rapidamente. Anche i rumori più piccoli possono svegliarmi facilmente.

Per molti anni, non sapevo perché mi svegliavo così spesso. Una volta che ho imparato ad usare tappi per le orecchie in silicone per ridurre il rumore che arriva alle mie orecchie, la mia qualità del sonno è davvero migliorata.

Dopo aver usato gli inserti in silicone, la frequenza dei miei risveglio è diminuita drasticamente. Ho provato diversi tipi di tappi per le orecchie, ma non erano pratici e comodi come quelli in silicone. Sono economici e facili da trovare in molte farmacie o negozi online.

Maschera per gli occhi

L'oscurità è essenziale per un sonno di qualità. I nostri cervelli sono collegati per produrre melatonina naturalmente quando fa buio. Pertanto, dormire in una stanza buia è molto importante per avere un sonno riposante.

Anche se tengo la mia stanza al buio, ci sono momenti in cui una piccola luce può entrare nella stanza con vari mezzi. Come schema di supporto secondario per mantenere l'oscurità assoluta, uso maschere di seta nera per gli occhi.

Dopo aver usato gli inserti auricolari in silicone e aver aggiunto una maschera per gli occhi al mio regime di sonno, la qualità del mio sonno è ulteriormente migliorata. Quando ottengo un sonno di qualità, la mia giornata procede senza intoppi, con ottimismo, gioia e felicità. Anche le sfide più importanti sembrano gestibili.

Camera Fredda

Una camera fredda è un altro fattore essenziale per mantenere la qualità del sonno. Molto tempo fa pensavo che una stanza calda e accogliente sarebbe stato bello dormire, ma mi sbagliavo di grosso. Era controintuitivo.

Una volta che ho imparato a ridurre la temperatura della mia stanza di circa 18 gradi Celsius, la mia qualità del sonno è migliorata ulteriormente. È interessante notare che il mio corpo si è abituato alla temperatura più fredda.

Il problema più grande con la stanza calda era svegliarsi nel bel mezzo della notte con il sudore e un corpo che prudeva. Odiavo il prurito notturno, che mi faceva perdere il sonno e mi faceva venire l'insonnia. Pertanto, ho abbracciato calorosamente la temperatura fresca nella mia camera da letto.

Depuratore d'aria

Oltre alle misure pratiche di cui sopra, ho anche aggiunto un filtro dell'aria alla mia camera da letto dopo aver letto molte testimonianze positive su di loro.

L'aggiunta di un apparecchio per la pulizia dell'aria nella mia camera da letto mi ha fatto sentire la differenza nel respirare aria fresca e pulita di notte. Una macchina così economica e silenziosa è un'aggiunta ideale alla camera da letto per migliorare la qualità del sonno.

Inoltre, ho anche aggiunto lampade a base di sale dell'Himalaya alla mia camera da letto. Si ritiene che queste lampade diffondano ioni negativi, attirando nell'aria molecole tossiche positive. Tuttavia, non ho una misura per dimostrare l'efficacia di queste lampade. Possono essere ottime aggiunte alla camera da letto. Mi piace respirare aria pulita a casa.

Doccia fredda e calda

Da quando ho iniziato ad avere 30 secondi di freddo e 30 secondi di doccia calda per circa tre minuti prima di andare a letto, ho sentito una grande differenza nell'addormentarmi velocemente e avere un sonno profondo. La mia comprensione del meccanismo di alternanza del freddo e di una doccia calda prima di dormire sta stabilendo il ritmo circadiano. Ho fornito maggiori informazioni sul mio regime di doccia fredda e i suoi benefici nella sezione Doccia Fredda in questo libro.

Blocco luce blu

E' bello avere un'esposizione naturale alla luce blu durante il giorno. Tuttavia, l'esposizione alla luce blu di notte può essere problematica, in quanto questa esposizione può influenzare negativamente il nostro ritmo circadiano.

Tuttavia, esistono soluzioni pratiche per risolvere questi problemi. Una delle soluzioni più efficaci è l'uso di occhiali che bloccano la luce blu. Possiamo anche spegnere i dispositivi che producono luce blu, come telefoni cellulari, tablet, PC e TV, almeno un'ora prima di andare a letto. Si consiglia di abbassare le luci e di ridurre l'esposizione alla luce blu anche prima, ad esempio da due a tre ore prima di andare a letto.

Come implementazione pratica, ho imparato ad usare il software flux sul mio PC per affrontare questo problema di notte. Anche il mio telefono cellulare passa automaticamente allo schema di illuminazione del turno di notte. Dopo aver appreso l'effetto negativo della luce blu sul ritmo circadiano, ho rimosso tutti i dispositivi che producono luce blu dalla mia stanza. Era in molti gadget come la sveglia e anche nella mia amata macchina per la pulizia dell'aria, così ho coperto la sua luce blu con un pezzo di carta scura e appiccicosa.

Magnesio ottimizzato

Prendere una compressa di magnesio un'ora prima di coricarsi ha contribuito alla qualità del sonno. La dose abituale di magnesio che prendo è di circa 400 Mg. Più di questo ha causato diarrea per me. A causa della cattiva digestione dell'assunzione di magnesio, ho imparato ad assumere magnesio attraverso la pelle.

Pertanto, faccio un bagno con i sali di Epsom. Questa è la forma solfato di magnesio e ben tollerata dalla pelle. Inoltre, a volte, uso la crema al magnesio se ci sono dolori muscolari nel mio corpo, specialmente nei giorni di allenamento della forza.

Oltre allo stress e al rilassamento dei muscoli, ho imparato che il magnesio ottimizzato nel nostro corpo ha molti altri benefici per il nostro metabolismo; pertanto, lo prendo ogni giorno in compresse, in bagno o in crema per assicurare che i miei livelli di magnesio siano ottimali.

Capitolo 6: Dieta Insolita

Il mio breve sfondo dietetico

Nel corso della mia vita ho provato molte diete. Nessuna delle diete o approcci che ho provato sulla base di consigli mainstream ha funzionato per me. Hanno tutti lasciato un po 'di scompiglio che ho dovuto riempire in modi costosi.

Alcuni di loro veramente danneggiato la mia salute. Prendiamo come esempio la dieta fruttuosa. Ho seguito una dieta fruttuosa per alcuni mesi. Mi ha fatto perdere uno dei miei denti nel terzo mese. Avevo solo 28 anni. Anche se all'inizio era fantastico, dopo pochi mesi mangiare solo frutta era totalmente pericoloso. Ho imparato che non era una dieta sostenibile e ho rinunciato dopo tre mesi.

Poi ho provato una dieta vegetariana, pensando che in quel periodo era considerata la dieta più sana. È stato un altro grande errore per me. Con tutto il rispetto per gli amici vegetariani, è stata una delle peggiori diete per la mia salute. Ho imparato che il mio corredo genetico non supporta l'essere vegetariano. Non appena ho iniziato a mangiare un po' di carne, ho iniziato a sentirmi meglio e la mia salute si è trasformata in media. Non ero ancora soddisfatto della mia performance complessiva.

Poi ho sentito alcune diete commerciali in cui portano il cibo a casa tua. La quantità di cibo è piccola, poiché la loro dieta si basa sul controllo delle porzioni. Stavo morendo di fame tutta la notte e i sentimenti di fame mi stavano facendo impazzire. Diverse volte di notte stavo visitando il frigorifero, ma costringendo la mia volontà di superare i sentimenti di fame. E 'stata una cattiva scelta. Sì, questa dieta ha funzionato un po' ad aiutarmi a perdere qualche chilo, ma non ha fatto nulla di degno di nota.

Alla scoperta della dieta insolita

Perché dovrei chiamare questa "dieta insolita"? Il mio motivo è che la dieta di cui parlerò non è tradizionale e credo che abbia percepito effetti collaterali come la causa del colesterolo alto e quindi è potenzialmente legata a rischi cardiovascolari.

È anche [ipoteticamente] associato al cancro. Le affermazioni erano basate solo su studi epidemiologici. Per esempio, non ho trovato alcuno studio scientifico sul solo consumo di carne che causa il cancro.

Ho usato per credere che queste percezioni galleggianti nei media, diverse fonti su Internet e anche alcune pubblicazioni. Tuttavia, quando ho iniziato a rivedere la letteratura medica e nutrizionale non c'erano quasi nessuna prova di queste affermazioni. Con le mie nuove conoscenze acquisite personalmente, la mia fiducia nella transizione a questa dieta è diventato molto facile.

Il mio obiettivo qui non è quello di tenere da parte un

nuovo tipo di dieta o incolpare altre diete, ma di rivelare come questa dieta insolita è diventata vantaggiosa per me. E 'importante sottolineare che questa dieta ha avuto uno dei maggiori impatti sulla mia salute per migliorare le mie prestazioni complessive. Permettetemi di spiegare brevemente questo viaggio e come è accaduto.

Il passaggio da Keto a Carnivore

Dopo aver provato tutte le altre diete di cui ho parlato prima, era serendipitous per imbattersi con il Ketogenic, alias Keto, dieta. Il contributo più significativo della dieta Keto per me è che mi ha aiutato a diventare grasso-adattato.

Parecchi anni ho provato Keto e mi sono divertito immensamente. Non mi sono mai sentito affamato o lunatico su questa dieta. Avendo una media di 1,5 livelli di chetoni nmol chetoni galleggianti nel mio sangue, non solo mi sono sentito chiaro nel mio pensiero, ma anche i miei sintomi di infiammazione sono stati notevolmente ridotti.

Mentre la dieta Keto mi ha fatto ingrassare, mi sono sentito naturalmente pronto a provare la dieta Carnivora. Durante quel periodo (più di cinque anni fa) non conoscevo il nome Carnivore, come appariva solo due anni fa sui media, ma lo chiamavo una dieta tutta animale, esclusi i latticini e le uova, in altre parole, una dieta tutta a base di carne.

Ho rimosso le piante (verdura e frutta) dalla mia dieta Keto. Tuttavia, il mio apporto di grasso era ancora alto, ma la fonte era solo grasso animale. Quando stavo seguendo la dieta Keto, ho usato per bere qualche cucchiaio di olio d'oliva ogni giorno e mangiare diversi cucchiai di burro.

Abbracciare la dieta carnivora

Spostarsi da Keto a carnivoro è stato molto facile e senza sforzo. Il cambiamento principale è stato il taglio delle fonti vegetali dalla mia dieta. Questo includeva grassi vegetali come l'olio d'oliva, olio di noci e così via.

All'inizio, stavo mangiando uova e latticini in formato burro e kefir. Mi piaceva bere kefir fatto in casa. Un giorno, ho deciso di rimuovere uova, latticini e anche il mio kefir preferito. Era difficile rinunciare al kefir. Ho creduto religiosamente nei suoi benefici per la salute, ma poi ho imparato sperimentalmente che non era per il mio corredo genetico, così purtroppo ho detto addio al mio amato kefir.

La rimozione di piante, latticini e uova mi ha lasciato solo fonti di carne per sopravvivere e prosperare. Lasciatemi spiegare cosa mangio con questa dieta insolita per sopravvivere e prosperare.

Mangio al 100% carne animale, organi animali, grasso animale e ossa animali. Questo è tutto! La mia dieta principale include principalmente carne, ossa, grasso e organi di mucche e pecore.

Inoltre, mangio pesce e frutti di mare tre volte alla

settimana. Ho imparato a creare una varietà di piatti utilizzando una combinazione di questi tipi di cibo. Come molti altri, pensavo che potesse essere noioso, ma era più di quanto mi aspettassi.

I principali organi che includo nella mia dieta sono il fegato, il cervello, i reni, il cuore e il midollo osseo. Mangiare questi organi mi ha aiutato ad ottenere tutti i minerali essenziali e le vitamine che possono mancare nella carne muscolare.

Recentemente sono soddisfatto che alcuni medici principali sul supporto del Internet che mangia le carni dell'organo. Per esempio, uno dei miei medici preferiti online (Dr. Paul Saladino) chiama questa dieta "mangiare un animale dal naso alla coda". Ho trovato i suoi messaggi su una dieta carnivora su Internet molto potente e un'eccellente conferma della mia dieta insolita.

Sono così contento che ora c'è un nome per la mia dieta insolita e molte persone lo stanno provando e ne traggono benefici. Si chiama dieta carnivora. Mi piacciono i video di ispirazione dal Dr Sean Baker su YouTube, un parlare la conversazione e camminare il tipo di persona che rispetto immensamente. Sono rimasto colpito anche dalle trasformazioni di Mikayla Patterson e Amber O'Hearn, con le quali sono in stretto rapporto. Voglio anche menzionare gli straordinari piatti di carne d'organo e la loro importanza per la nostra salute presentati da Frank Tufano.

Oltre alla carne, faccio bollire ossa di vacca o agnello

nel fornello lento per 24 ore e bevo da cinque a otto tazze di brodo osseo ogni giorno. Bere brodo osseo fatto in casa ogni giorno offre diversi benefici per la salute. I principali benefici sono il miglioramento della mia digestione e della qualità del sonno grazie al bilanciamento del mio contenuto di glicina. Sono sembrato difettare della glicina nelle mie diete precedenti, anche nella dieta di Keto.

L'ebollizione delle ossa per 24 ore nella pentola lenta rende anche le ossa molto morbide e schiacciabili. Ho messo le ossa morbide in un robot da cucina come Nutri Bullet, che le trasforma in piccoli pezzi come la farina. Le ossa schiacciate forniscono il mio apporto giornaliero di calcio naturale.

L'aggiunta di ossa schiacciate ad una zuppa di brodo osseo rende anche cremoso e delizioso quando viene lavorato in un Nutri Bullet. Alternativamente, a volte aggiungo un cucchiaio di polvere del pasto osseo, che può essere comprato da un negozio di salute, se esco dalle ossa molli nel paese.

Pesce e frutti di mare

Mangio pesce da tre a cinque volte a settimana. Il pesce principale che mangio è il salmone selvatico tagliato. Occasionalmente, mangio altri pesci come sgombri e sardine.

Le mie principali fonti di frutti di mare sono i gamberetti. I gamberi sono alimenti a basso contenuto calorico, ma forniscono un alto contenuto proteico completo quando voglio aumentare il mio apporto proteico nei giorni del pesce e dei frutti di mare.

Nonostante la mia fede nella qualità e nella completezza di questa dieta, ho ancora alcuni integratori. Un integratore chiave che ho, soprattutto nei giorni in cui non mangio pesce, è un paio di pastiglie di pesce o di olio di krill. Conosco l'importanza degli acidi grassi omega 3 nel nostro cervello e nella riduzione dell'infiammazione nel nostro corpo.

Da cosa mi astengo in questa dieta?

Anche se ci è hype sui benefici della pancetta come pasto carnivoro, non mangio carne lavorata. E ', naturalmente, è delizioso e può essere bene a mangiare di tanto in tanto.

Sono anche molto attento a non cuocere troppo o bruciare la carne, poiché gli effetti collaterali della carne cotta o bruciata sono ben documentati. Di solito cucino la mia carne in un forno elettrico per 15-20 minuti.

A parte gli effetti dannosi, la carne cotta in eccesso o cotta alla brace bruciata è per me uno spegnimento. Il mio metodo di cottura preferito è da crudo a medio, specialmente per le bistecche e il salmone al forno.

Come accennato in precedenza nel mio regime dietetico di eliminazione, non mangio nemmeno cibi vegetali, uova e latticini.

Benefici della Dieta Carnivora

Negli ultimi cinque anni, mangiare solo carne, organo, pesce e gamberi mi ha aiutato a sentirmi come la migliore versione di me stesso. Mai nessuna dieta ha fatto tanta differenza nella mia vita; quindi, sono determinato a continuare fino a quando non mi accorgo di eventuali implicazioni negative. Finora non ho avuto effetti negativi.

In sintesi, i benefici chiave della dieta Carnivore per me sono il comfort digestivo, la chiarezza mentale, la percentuale ridotta di grassi, l'aumento della massa muscolare magra, l'infiammazione ridotta e la riduzione del dolore a muscoli, articolazioni e legamenti. In termini di comfort digestivo, il maggior contributo è stato la perdita di gonfiore. E 'bello avere un ventre piatto.

Sulla base dei benefici e dei cambiamenti di trasformazione della mia salute, non ho intenzione di aggiungere piante, latticini o uova, purché possa mantenere questa versione di me stesso rendendomi felice, gioioso e soddisfatto.

Qualsiasi effetto collaterale della dieta carnivora

Nel complesso, negli ultimi cinque anni non ho riscontrato alcun effetto collaterale. Tuttavia, un punto minore su cui lavoro è quello di affrontare qualsiasi potenziale eccesso di urea nel sangue, che può essere causato da un eccessivo apporto proteico ogni tanto.

Poiché di solito mangio carne grassa e carni d'organo, non è comune per me consumare eccessivamente le proteine. Il mio corpo sa quando fermarsi per quanto riguarda le proteine. Crea una notevole sazietà. Come imposto dai miei genitori nella mia infanzia, di solito non lascio cibo sul piatto. In questa dieta, ironia della sorte, ci sono stati momenti in cui ho dovuto fermarmi e lasciare alcune delle mie bistecche preferite a causa del raggiungimento della sazietà prima di finire il mio pasto. Non butto via i miei avanzi di costata, perché in Australia è molto costoso. Lo mangio al mio prossimo pasto.

Tuttavia, per precauzione, aggiungo tre grammi di citrullina malato alla mia acqua se penso di aver assunto un'overdose di proteine. La citrullina è un componente amminoacido del ciclo dell'urea nel fegato e aiuta a rimuovere l'urea. Alcune volte ho provato ornitina e arginina, ma non hanno fatto alcuna differenza. Preferisco la citrullina, perché il sapore aspro mi attrae.

Per verificare, ho testato per l'urea più volte e ho notato che l'urea nel mio sangue era a un livello sano.

Enzimi digestivi

Adoro mangiare grassi animali. Il mio macellaio pensa che io possa morire di colesterolo perché mi dà chili di grasso animale invece di gettarli nei bidoni della spazzatura. È gratis perché nessuno vuole comprare grasso animale per paura del colesterolo.

E' un argomento controverso e significativo, ma non ho paura del colesterolo, anzi, lo abbraccio. Ogni cellula del nostro corpo ne ha bisogno. Il nostro corpo produce colesterolo extra quando non c'è assunzione di cibo. È un processo naturale. Ho imparato testando che mangiare il colesterolo potrebbe non aumentare il tuo colesterolo.

Come accennato in precedenza, ho fatto la dieta chetogenica per molti anni. Ci erano periodi che stavo mangiando i grassi animali eccessivi, particolarmente quando ho avuto un pasto un programma di giorno. In uno di questi casi, un mio amico che è un nutrizionista sportivo mi ha introdotto in un complesso di enzimi digestivi.

L'integratore includeva enzimi vitali come amilasi, proteasi, lipasi e altri ingredienti enzimatici come la betaina HCl e l'estratto di bile di bue. C'erano anche alcuni altri enzimi, ma non erano importanti.

Quando ho preso un integratore di enzimi digestivi dopo un pasto grasso, i miei sintomi di indigestione sono scomparsi. Il mio stomaco e l'intestino erano felici. Capisco che non è essenziale per tutti, ma funziona bene per me.

Poiché mangio principalmente grasso animale con un po' di proteine e quasi nessun carboidrati, ho solo bisogno di proteasi e lipasi. Più tardi ho scoperto la lipasi pura in tre diversi formati, come la lipasi, 1, 2 e 3. Questo prodotto ben formulato ha fatto la differenza nel migliorare la mia digestione.

Capisco che lo scopo principale degli enzimi digestivi è quello di abbattere il cibo a scopo energetico. È stato interessante leggere dalle pubblicazioni relative alla nutrizione e alla dieta che gli enzimi digestivi possono diminuire l'infiammazione, ridurre i sintomi dell'IBS e persino alleviare il dolore da artrite.

Sale

Non sapevo quanto fosse importante il sale per il nostro corpo, specialmente quando ero in chetosi. Imparare l'importanza del sale e aumentare l'assunzione di sale è stato per me un salvavita. Il sale mi ha aiutato a superare l'influenza da keto e ad adattarmi al grasso in un tempo molto breve.

Dopo aver aumentato l'assunzione di sale, alcuni dolori muscolari, soprattutto al mattino presto, dopo 12 ore di digiuno, sono scomparsi.

Minori mal di testa sono scomparsi dopo aver sorseggiato un bicchiere d'acqua salata con un cucchiaino di sale rosa dell'Himalaya, sale marino o sale reale di Redmond.

Ho imparato a prendere il sale dopo aver sudato, specialmente in sauna o dopo un intenso allenamento cardio o di pesi. E' mia abitudine portare il sale nella mia borsa d'emergenza.

La mia pressione sanguigna è normale, nella parte bassa. Per qualsiasi motivo, ogni volta che la mia pressione sanguigna scende, bevo un bicchiere d'acqua salata e aiuta a riportare la mia pressione sanguigna alla normalità.

Carbone attivo

Il carbone di legna è un ingrediente miracoloso nella mia dieta. Lo prendo una volta alla settimana o occasionalmente quando c'è qualche disturbo allo stomaco o all'intestino. Al giorno d'oggi, mi succede raramente.

Il motivo principale per l'assunzione di carbone attivo una volta alla settimana è quello di rimuovere i minerali tossici dal mio intestino. Poiché mangio pesce almeno tre volte alla settimana, è mia convinzione che il mio corpo sia esposto a una certa quantità di mercurio.

Da quando prendo carbone attivo una volta alla settimana due ore dopo il pasto principale, la mia digestione è migliorata molto. Mi ha anche aiutato a migliorare la mia pelle. Sto pensando che può essere dovuto alle proprietà detergenti del carbone attivo.

Sulla base delle pubblicazioni esaminate, la mia comprensione è che il carbone attivo intrappola le tossine nell'intestino e impedisce l'assorbimento di queste tossine. Il meccanismo per questo è che poiché il carbone attivo è caricato negativamente, attira molecole cariche positivamente come le tossine. Poi aiuta queste tossine ad essere rimosse dal corpo attraverso le feci.

L'attenzione è di prendere carbone attivo due ore dopo i pasti in modo che non interferisca con la digestione. Usarlo una volta alla settimana mi fornisce la soluzione ottimale. Prenderlo ogni giorno può essere dannoso, in quanto può anche ridurre altri minerali utili nell'intestino.

Capitolo 7: Supplementi efficaci

Uso alcuni integratori per migliorare le mie prestazioni. Questi integratori ben collaudati aggiungono valore aggiunto al mio benessere e quindi li ho aggiunti come fattori che contribuiscono alla mia trasformazione.

Vorrei condividere questi integratori benefici qui con voi. Alcuni di questi integratori possono sembrare controversi per alcune persone, ma li ho usati sempre con il supporto scientifico di studi e discussioni con i miei mentori, che li hanno anche provati in sicurezza.

Queste non sono raccomandazioni. Il motivo per cui li ho qui segnalati è che questi integratori mi hanno davvero aiutato. Potrebbero non essere così utili agli altri. È una pratica ragionevole che ognuno faccia le proprie ricerche, le provi in base alle proprie esigenze e circostanze personali e, naturalmente, discuta con i propri consulenti di fiducia, per poi assumersi la piena responsabilità dei pro e dei contro.

Caffeina

Anche se amo molto il caffè e il tè, mi turbano lo stomaco, quindi non posso berli. È molto deludente perdere l'odore e il gusto del caffè appena preparato e di qualche tè speciale come il Earl Grey. Oggi non riesco nemmeno ad apprezzare le tisane, perché mi fanno male anche allo stomaco. Per qualche motivo, il mio corpo percepisce qualsiasi cosa dalle piante come materiale estraneo. Ora sono grato di esserne consapevole. Per molti anni non sapevo di questa intolleranza e con una forte influenza esterna sui benefici delle piante, ho sofferto profondamente.

Nonostante l'astensione dalle piante, la caffeina è molto importante per me per vari motivi. Chiunque dica che cosa circa caffeina, per molti anni niente è stato efficace come la caffeina per la mia spinta cognitiva e niente mi ha aiutato meglio per sbarazzarmi della mia depressione leggera occasionale senza effetti collaterali evidenti. È oltre la dipendenza, poiché più volte ho rinunciato e cercato di sopravvivere senza caffeina e l'ho sostituito con altri cosiddetti "supplementi adoptegenici" come il ginseng, ashwagandha, curcuma e così via. Tutti mi hanno fatto sentire peggio, con molti effetti collaterali insopportabili, compreso il gonfiore continuo.

Il mio uso della caffeina è molto specifico, controllato e monitorato. Non è più un atto abituale. È uno strumento da usare quando necessario. Uso solo compresse di caffeina al mattino con tempismo attento e in dosi esatte. È evidente che se la caffeina è presa di pomeriggio per la maggior parte delle persone può causare disturbi del sonno. Ciò è vero anche per me.

Di conseguenza, prendo una compressa di caffeina da 200 mg nei giorni in cui devo andare al lavoro o in palestra presto. Le compresse di caffeina che uso non causano alcun mal di stomaco al contrario di caffè, tè o bevande a base di caffeina. Inoltre, posso essere sicuro dell'esatta quantità di caffeina assunta con le compresse, poiché questa conoscenza non era possibile con il caffè o il tè. A seconda della qualità del caffè o del tè, la dose può essere molto diversa.

So che alcuni di voi non approveranno questo hack a causa della sua natura controversa, ma sinceramente, l'uso di compresse di caffeina in certi momenti ha migliorato la mia qualità di vita quando preso con un dosaggio responsabile e tempi. Mi aiuta ancora immensamente quando lo prendo prima di mezzogiorno quando necessario, quindi, sto condividendo questo piccolo hack qui con fiducia e senza vergogna.

Nicotina

Ecco un altro supplemento controverso, ma vi prego di continuare a leggere per capire questa follia dietro il mio ordine. Io non sono un fumatore e non consiglio a nessuno di fumare. Si tratta di un'abitudine dannosa che è stata scientificamente provata.

La prima volta che ho sentito parlare dei benefici della nicotina sul processo cognitivo umano è stato quando a metà degli anni '90 stavo intraprendendo il dottorato. Ci è stato comunicato da una delle nostre lezioni di Scienze Cognitive in modo elegante. Siamo rimasti tutti sorpresi dalla scienza che sta dietro ai benefici della nicotina e alcuni fumatori annuivano con un cenno di trionfo. Tuttavia, non aveva nulla a che fare con il fumo.

Da allora ci sono stati condotti ulteriori studi sui benefici a breve termine della nicotina pura, soprattutto sulla memoria, in dosi molto basse, come ad esempio in un cerotto o attraverso la masticazione di un pezzo di gomma. In particolare è stato sottolineato che la nicotina dovrebbe provenire da cerotti, gomme o pastiglie, ma non dalle sigarette, poiché è stato dimostrato che il fumo di sigarette contiene molteplici agenti tossici nocivi per la salute.

Non fumo, ma ho provato le gengive alla nicotina occasionalmente durante gli esami difficili dei miei studi post-laurea e le complesse sessioni di problem-solving al lavoro. È stato utile ridurre lo stress e l'ansia e mantenere la mia motivazione per quanto necessario.

Fortunatamente, non ho avuto effetti collaterali se non qualche sapore amaro della gomma. Una volta, ho provato un cerotto, ma mi ha fatto venire molto prurito al punto di applicazione, così non ho continuato ad usarlo di nuovo.

Tuttavia, poiché non ci sono ancora studi a lungo termine sugli effetti della nicotina pura supplementare, sono un po' esitante a farne un integratore per me stesso, per cui raramente lo uso solo quando ne ho davvero bisogno.

N-Acetil-Tirosina

La tirosina è un aminoacido che si ottiene normalmente dal nostro apporto proteico. La mia comprensione è che questo aminoacido è usato nel nostro corpo per produrre ormoni come l'epinefrina, noradrenalina e dopamina.

Io uso specificamente questa versione di tirosina (N-acetil-tirosina) come un supplemento efficace per aumentare la mia attenzione mentale quando necessario. Questa versione ha un composto attivo aggiuntivo chiamato "acido acetico" collegato ad esso. L'aggiunta di acido acetico alla tirosina aumenta la biodisponibilità e l'assorbimento quando lo digerisce.

Anche se alcuni effetti collaterali come la nausea sono menzionati in letteratura, personalmente non ho notato alcun effetto collaterale avendo 350 mg di assunzione a digiuno, per uso occasionale, di solito al mattino. Quando combino questo integratore con una mezza compressa di caffeina (100 mg) può essere ancora più efficace per la mia attenzione e motivazione nelle mie impegnative mattine.

N-Acetil-Cisteina

La cisteina è un altro aminoacido. Non è un farmaco o un farmaco. La versione di cisteina che uso è una forma supplementare chiamata N-acetil-Cisteina (NAC).

Il mio motivo principale per l'utilizzo quotidiano di

questo integratore è quello di aiutare la creazione naturale di glutatione nel mio corpo. Come è ben documentato nella letteratura medica, il glutatione è l'antiossidante principale nel nostro corpo. La CNA è un co-fattore per la creazione di glutatione. Di tanto in tanto prendo 600 mg di questo integratore.

Anche se c'è un integratore diretto che stimola il glutatione, non è raccomandato dai professionisti del settore medico, in quanto può avere un impatto negativo sulla produzione naturale dell'organismo di questo antiossidante critico. Pertanto, la CNA è considerata un'alternativa praticabile.

Come integratore ben studiato, ho imparato molti altri benefici della CNA. Per esempio, in sintesi, la CNA può aiutare il processo di disintossicazione nel corpo, può regolare i livelli di glutammato nel nostro cervello, può ridurre i sintomi di alcuni disturbi psichiatrici e quindi può ridurre il comportamento di dipendenza.

Inoltre, la CNA può alleviare i sintomi delle condizioni respiratorie, può diminuire l'infiammazione del tessuto adiposo, può ridurre la resistenza all'insulina e può aumentare la funzione immunitaria. Per me è un supplemento miracoloso. Negli ultimi cinque anni non ho avuto effetti collaterali evidenti dopo un uso occasionale, come una o due volte alla settimana, circa 600 mg, negli ultimi cinque anni.

Acido Alfa Lipoico

Come composto organico, l'acido alfa lipoico si trova in tutte le cellule umane, all'interno dei mitocondri. Non è solo un profondo antiossidante, ma anche, come suggerito da recenti studi di ricerca, può svolgere un ruolo nella gestione del peso e nel supporto di altre attività metaboliche nell'organismo.

La mia ragione per includere l'acido alfa lipoico come supplemento occasionale alla mia dieta è la capacità di riciclaggio della vitamina C e della vitamina E. Io non aggiungo le vitamine C ed E.

Ulteriori benefici dell'acido alfa lipoico che ho imparato sono la capacità di rallentare l'invecchiamento della pelle, migliorare la funzione dei nervi, abbassare i livelli di zucchero nel sangue e ridurre l'infiammazione.

E 'stato raccomandato a me da molti bio-attaccanti che hanno lauree avanzate o vasta esperienza in vari campi medici. Anche se alcuni effetti collaterali come la nauseazione sono documentati, non ho sperimentato alcun effetto collaterale evidente prendendo 600 mg occasionalmente, come una o due volte alla settimana, negli ultimi cinque anni.

NADH

NADH sta per Nicotinamide Adenine Dinucleotide. Il NADH è la forma attiva di coenzima della vitamina B3. Si verifica naturalmente nel corpo e svolge un ruolo importante nella produzione di energia di ogni cellula umana.

Low NADH è legato a diversi problemi metabolici nel corpo come l'aumento di peso, sindrome da affaticamento cronico e problemi cardiovascolari.

Il NADH ottimizzato è fondamentale per la riparazione del DNA, il miglioramento del metabolismo e la funzione cellulare sana in generale. La nostra centrale energetica, mitocondri, ottiene i suoi elettroni dal NADH.

Possiamo aumentare il NADH con una dieta migliore, esercizio fisico intenso, uso di sauna secca e altre pratiche salutari. Tuttavia, dopo aver letto le recenti ricerche che documentano gli effetti di bassi e ottimizzati livelli di NADH, ho deciso di integrarli.

Anche i rischi e gli effetti collaterali sono per me ragionevoli. Un punto chiave che ho imparato è l'uso di NADH con un integratore chiamato TMG (trimetilglicina) per affrontare potenziali problemi di metilazione.

Dopo che negli ultimi tre anni ho iniziato a usare l'integratore di NADH in 10 mg occasionalmente, una o due volte alla settimana, mi sono sentito più chiaro nella mente, più attento, più concentrato sulle mie attività quotidiane e ho sperimentato una minore stanchezza, specialmente nel pomeriggio.

Non sono ancora sicuro al cento per cento che continuerò con il NADH come integratore, ma gli studi recenti per il suo effetto sulle attività cerebrali suonano mozzafiato. Pertanto, sto osservando da vicino i progressi della ricerca sul NADH e posso decidere di procedere sulla base dei risultati.

Capitolo 8: L'attenzione alla salute quotidiana

Consapevolezza generale dell'infiammazione

L'infiammazione è inevitabile nel nostro corpo. È un processo di guarigione naturale. Tuttavia, ci sono volte può essere eccessivo e causare una miriade di problemi per la nostra salute.

Il mio corpo stava producendo un'infiammazione eccessiva per qualche motivo sconosciuto. Ho sofferto per molti anni senza una diagnosi adeguata. Dopo ulteriori indagini da parte di medici specialisti, il principale colpevole sembrava essere l'artrite reumatoide. Per molti anni, non è stata rilevata e mi ha causato sofferenze immense.

Durante quegli anni, non ero consapevole dell'importanza dell'infiammazione nella nostra salute. Non l'avevo nemmeno considerato come un fattore che cambia la vita. Ho pensato che fosse solo una condizione che il mio corpo aveva e l'ho accettata alla cieca e con una sorta di mentalità da vittima. Uno dei miei specialisti diceva che non c'era una cura, quindi devo stare sulle compresse di Voltaren per tutta la vita e se i sintomi aumentano, potrebbero aver preso in considerazione iniezioni regolari per ridurre la mia infiammazione.

Ero così ingenuo da avere così tanta fiducia nel

personale medico e nelle istituzioni di allora. Questo è un grande rammarico per avere un atteggiamento così passivo. Dopo aver scoperto un approccio di guarigione autogestito come menzionato in questo libro, mi sono ripromesso di non accettare mai più i consigli medici tradizionali senza mettere in discussione a fondo la logica e cercare alternative.

Il mio punto di vista sull'infiammazione è completamente cambiato dopo aver assistito ad alcune condizioni infiammatorie come una malattia autoimmune nei miei cari. Ho capito il significato critico dell'infiammazione nella nostra vita. Mio padre morì in età relativamente giovane a causa di una malattia autoimmune infiammatoria, anche se era molto sano sotto ogni altro aspetto e seguiva religiosamente i consigli tradizionali. Mentre seguiva una dieta fortemente vegetale, astenendosi dalla carne rossa per paura del cancro percettivo e delle malattie cardiovascolari, i suoi livelli di vitamina B12 sono stati trovati estremamente bassi e purtroppo è stato rilevato solo dopo che il danno si è verificato ai suoi motoneuroni.

Questa struggente sofferenza mi ha spinto a indagare ulteriormente la natura e le implicazioni dell'infiammazione nella nostra vita. Le mie scoperte mi hanno aperto gli occhi sul fatto che la maggior parte delle malattie erano collegate o associate all'infiammazione nella letteratura medica. Ironia della sorte, ho scoperto che l'intolleranza alle cosiddette piante più sane stava stabilendo alcune cause profonde di essa nella mia condizione.

E 'importante sottolineare che l'enfasi delle implicazioni per la salute era sulla infiammazione cronica, il tipo di infiammazione che rimane nel corpo per un lungo periodo di tempo, non il breve termine, infiammazione acuta che è una naturale necessità di guarigione.

Era chiaro che l'infiammazione acuta è anche considerata sana perché il corpo cerca di risolvere un problema di fondo come un taglio o una lesione. L'infiammazione acuta è un meccanismo di guarigione incorporato nel corpo umano, quindi la abbraccio, specialmente dopo intense sessioni di ginnastica.

Una volta appreso l'impatto dell'infiammazione, specialmente gli effetti collaterali dell'infiammazione cronica sulla nostra salute, ho iniziato a imparare come affrontare le cause profonde dell'infiammazione e di conseguenza ridurre questi sintomi.

Molti degli attacchi precedentemente menzionati in questo libro mi hanno aiutato ad affrontare le mie condizioni infiammatorie in modo efficace. Per esempio, semplicemente cambiando la mia dieta a zero carb, attingendo al mio grasso corporeo come principale fonte di energia e producendo chetoni ha naturalmente avuto un enorme impatto favorevole sulla mia infiammazione.

Non appena il mio corpo produceva chetoni intorno

a 1,5 nmol, la maggior parte delle sensazioni dolorose scomparve dal mio corpo. Il mio medico di famiglia non poteva credere nel progresso dei miei marcatori di infiammazione nel mio esame del sangue e ha anche richiesto ulteriori esami. Era il mio difetto che non ho rilevato il mio zero - dieta del carb al mio medico, poichè non lo ha gradetto una volta che gli ho chiesto circa il suo parere. Malgrado la sua disapprovazione, ho adattato uno zero - dieta del carb per migliorare la mia salute prendendo la responsabilità personale.

Il mio medico ha richiesto parecchi indicatori del sangue per l'infiammazione. Per esempio, continuo a controllare regolarmente il mio CRP (C-reactive Protein), ESR (Erythrocyte Sedimentation Rate) e PV (Plasma Viscosity) una volta ogni sei mesi.

Le maggiori cause di infiammazione nel mio caso erano evidenti di avere carboidrati eccessivi come pane, pasta, riso, patate e il cosiddetto succo di frutta sano nelle mie diete precedenti. Il cattivo impatto è stato associato a tecniche di gestione dello stress inefficienti, compresi i modelli di sonno interrotto.

Oltre a cambiare la mia dieta, introdurre strumenti di gestione dello stress come la sauna secca, bagni con sali di Epsom, fare esercizi gioiosi e migliorare la qualità del sonno ha contribuito in modo eccellente a ridurre l'infiammazione cronica del mio corpo. Con un'infiammazione ridotta, mi sento più giovane, più felice e più sano.

Monitoraggio del sangue

Per molti anni sono stato su diete ad alto contenuto di carboidrati, mangiando molto pane, riso e patate, e bevendo eccessivamente spremute di frutta appena spremute. Ho pensato che il succo di frutta fosse la bevanda più sana. Dopo ogni pasto e bevendo succo di frutta, mi sono sempre sentito letargico, soprattutto nel pomeriggio.

Pensavo che fosse una normale condizione umana essere letargico nel pomeriggio. Tuttavia, a volte, quando ho visto persone molto energiche, piene di fagioli per tutto il tempo, intorno a me, pensavo che fossero altamente caffeinate o che prendessero droghe energizzanti, o geneticamente dotate. Con il senno di poi, questo era un giudizio mediocre.

Quando ho imparato circa importanza delle fluttuazioni dello zucchero di anima sui nostri umori, livelli di energia e salute mentale generale, ho voluto controllare i miei livelli di zucchero di anima. Durante quel periodo, un fatto seducente era che il nostro flusso sanguigno può ottenere soltanto intorno ad un cucchiaino di zucchero alla volta, mentre io stavo ottenendo molti cucchiai di zucchero da fonti alimentari multiple e succhi di frutta, compreso caffè zuccherato e tè, che erano le mie bevande principali in quei giorni. Come ignorante e disinformato ero! Ironia della sorte, i miei medici non hanno mai sottolineato che la mia povera dieta era fonte della mia sofferenza.

Con la mia curiosità, un giorno ho trovato un dispositivo di monitoraggio del glucosio nel sangue a prezzi accessibili da eBay e ho acquistato strisce reattive per il glucosio dalla farmacia. Il farmacista mi chiedeva se fossi diabetico, dato che il costo dell'acquisto privato era molto alto. Ci è voluto un po' di tempo per convincerla che potevo essere prediabetico; quindi, dovevo controllare il mio livello di zucchero nel sangue per assicurarmi che fosse entro intervalli giornalieri accettabili. Stava insistendo che dovrei comprarlo attraverso il sistema Medicare a causa del suo costo proibitivo. Quando viene alla mia salute, particolarmente bio-hacking io stesso sicuro, il costo non è un'edizione affatto.

Era sorprendente vedere che il mio zucchero di anima stava andando così in alto dopo i pasti principali. I succhi di frutta erano alle stelle. Mi chiedevo come il succo di frutta fosse consigliato a bambini e adulti, specialmente per la colazione. Il mio zucchero di anima elevato ha richiesto quattro ore per depositarsi in una gamma normale.

Questo semplice test mi ha motivato a ridurre i carboidrati e ad aumentare l'assunzione di proteine e grassi. Inizialmente, in una settimana o giù di lì, mi sono sentito un po' letargico a causa dell'influenza da keto, ma nella seconda settimana il mio livello energetico è aumentato. Improvvisamente ho iniziato a sentirmi meravigliosamente. Ho accolto una nuova versione di me stesso con un semplice hack!

Con questo miglioramento minore ma incredibile nella mia salute generale, ho iniziato a cercare ulteriormente per capire il carb basso, diete ad alto contenuto di grassi. Mi sono imbattuto nella dieta chetogenica, che era una trasformazione stupefacente per la mia salute generale, sia fisicamente che mentalmente. Anche se ho sentito così tanti aspetti negativi della dieta chetogenica, con un sacco di nozioni spaventose, non significava nulla per me perché era una dieta ideale per il mio corpo.

Ogni aspetto negativo della dieta chetogenica è svanito, poiché nessuna di quelle condizioni indesiderate mi è successo. Tutto era esattamente l'opposto. Fornisco più informazioni sul mio background dietetico nel capitolo sulla dieta insolita in questo libro.

Con questo entusiasmo, ho iniziato a testare i miei livelli di zucchero nel sangue e chetoni ogni giorno, un paio di volte al giorno, mantenendo un record di loro in un foglio di calcolo e la creazione di set di dati tra cui il mio peso, dimensioni della pancia, percentuale di grasso, la qualità dei muscoli, il tempo di sonno, l'assunzione di calorie, pressione sanguigna, quantità di sali, e molte altre misure quotidiane. Ho messo in pratica le mie capacità di architettura dei dati nel monitoraggio dettagliato della mia salute.

Vedere livelli ottimali di zucchero nel sangue e livelli elevati di chetoni mi ha motivato molto a mantenere questi dati religiosamente per diversi mesi. Qualche mese dopo, sono diventato completamente ingrassato e i miei terribili sentimenti di fame sono scomparsi. Il mio livello di energia era simile a quando ero adolescente. Infatti, a più di 50 anni, indossavo i miei jeans comprati a 18 anni.

Il mio pensiero divenne più esplicito e il mio stato d'animo era sempre positivo e ottimista. I miei familiari, amici e colleghi mi prendevano in giro per sapere se stavo intraprendendo terapie anti-invecchiamento come il Botox o altri metodi di miglioramento corporeo.

Con questa energia ed entusiasmo, ho aumentato i miei tempi di allenamento, sia aerobico che anaerobico (allenamento cardio e di pesi). L'esercizio fisico mi ha aiutato a ottimizzare ulteriormente i livelli di zucchero nel sangue e ad aumentare i livelli di chetoni. Essere in chetosi alta nella maggior parte dei casi mi ha fatto sentire quasi euforico. No, non ho perso i muscoli!

Anche la mia capacità di risolvere i problemi, l'attenzione, la flessibilità mentale, l'agilità e la capacità di memoria sono migliorate. Come accennato in un'altra sezione, sono iscritto a Lumosity ed Elevate per misurare le mie capacità mentali come memoria, attenzione, problem solving, flessibilità e agilità. Le mie pratiche quotidiane di giochi mentali hanno mostrato drammaticamente il miglioramento.

Una semplice curiosità di monitoraggio del sangue ha aperto nuove strade per la mia dieta, il regime di esercizio fisico e gli sforzi mentali. Ancora provo i miei livelli di glucosio e chetoni nel sangue, ma non con la stessa frequenza con cui ero abituato nel primo anno. Il mio corpo è così in sintonia che posso persino indovinare i miei livelli di glucosio e chetoni nel sangue osservando il mio comportamento quotidiano.

Poi ho anche appreso che ci sono molti altri esami del sangue che controllano altri aspetti della nostra salute. I nostri medici di famiglia effettuano solo analisi del sangue minime e, come ogni normale cittadino, ho pensato che fossero sufficienti per conoscere il nostro profilo di salute. E' stato un altro errore credere che le tradizionali affermazioni infondate e non comprovate relative agli esami del sangue non necessari.

Il livello successivo per me è stato quello di sottopormi agli esami di livello specialistici. Mi ha fatto piacere sapere che uno specialista - per esempio, un endocrinologo - poteva condurre molti test ormonali per creare un profilo della situazione ormonale. Dato che Medicare non ha dato il suo sostegno, ho pagato professionisti medici specializzati per fornirmi informazioni attraverso molteplici esami del sangue essenziali. A mio parere, questo è stato un buon investimento per la mia salute. Se avessi lasciato le mie condizioni al mainstream e a Medicare, sarei già morto.

Inoltre, ho imparato che ci sono molti esami del sangue speciali che possiamo fare attraverso patologie online senza prescrizione medica. Alcuni sono test sofisticati e costosi. Possono fornire utili informazioni sulla nostra situazione sanitaria. Oltre agli esami del sangue, ho anche ottenuto il mio DNA testato online privatamente e ho ottenuto risultati perspicaci. Il mio medico di famiglia ha detto che è stata una perdita di tempo. Ma l'investimento ne è valsa la pena, in quanto alcuni semplici puntatori mi hanno davvero fornito preziose lezioni e convalidato alcune situazioni sospette sulla mia predisposizione genetica.

Salute dentale

Sappiamo tutti dell'importanza dell'igiene dentale. In generale, può aiutare a prevenire la carie, le malattie gengivali e persino l'alito cattivo. Le malattie gengivali e l'infiammazione associata sono anch'esse legate alle malattie cardiovascolari.

La mia comprensione del meccanismo della malattia gengivale che porta a problemi cardiaci è che l'infiammazione della bocca influisce anche sull'infiammazione delle arterie. Questa infiammazione delle arterie può causare lo sviluppo di placche aterosclerotiche. Questi tipi di placche nelle arterie possono aumentare il rischio di infarto o addirittura causare un ictus.

Con queste conoscenze, ho imparato a prestare

maggiore attenzione alla mia salute dentale. Una semplice misura era quella di aumentare la pulizia dei denti tre volte al giorno. Ho usato per spazzolare due volte.

Per molti anni sono andato dal dentista almeno una volta all'anno. I miei dentisti hanno parlato dell'importanza dello spazzolamento e del filo interdentale. Tuttavia, qualche anno fa mi sono imbattuto nello spazzolamento interdentale, che ha dato il contributo più significativo alla mia igiene dentale.

Il problema che ho trovato era che lo spazzolamento e il filo interdentale non sempre si puliva tra tutte le scanalature dentali. A causa di questa limitazione, placca e tartaro dannosi possono svilupparsi rapidamente in questi punti difficili da raggiungere dei nostri sistemi dentali.

Ho sperimentato che la soluzione per la pulizia tra le scanalature dentali era l'uso di spazzolini interdentali. Sono appositamente sagomati per raggiungere le scanalature dei denti per rimuovere detriti e placca. Ho capito che lo spazzolamento interdentale era la soluzione più efficace per prevenire la colonizzazione batterica che causava la carie.

Oltre allo spazzolamento interdentale, di recente mi sono imbattuto anche in un nuovo dentifricio con carbone attivo. Io uso sempre il carbone attivo per altri scopi, ma non l'ho mai usato prima per l'igiene dentale. Questo dentifricio specifico formulato con carbone attivo mi ha aiutato a rimuovere le macchie sui denti in modo più efficace.

Contrariamente ai consigli dei miei dentisti, uso liquidi naturali per lavare la bocca tra un tempo di spazzolamento e l'altro per ringiovanire la bocca. Con l'introduzione dei liquidi naturali per il lavaggio della bocca, ho notato anche un miglioramento della mia salute dentale, ma i miei dentisti non ci credono. Per me va bene, perché rispetto il loro punto di vista, ma pratico la mia comprovata tattica per sperimentare i benefici. La mia salute non è un punto di discussione dentale. I miei sentimenti veri e le mie esperienze personali guidano la mia motivazione.

Salute della pelle

E' innegabile che la pelle è l'organo più grande del nostro corpo, quindi richiede molta attenzione. La salute della pelle è un argomento molto ampio. Tocca molte discipline e fattori di stile di vita come l'alimentazione, l'esercizio fisico, l'esposizione al sole, la pulizia, il raffreddamento, l'asciugatura, l'idratazione e così via.

Sono consapevole di non caricare il tuo cervello con un sacco di dettagli su ognuna di queste cose in questo libro focalizzato. Ci sono altre pubblicazioni che trattano questi ampi argomenti. Tuttavia, un punto chiave che voglio sottolineare in questa sede è l'uso della spazzolatura a secco.

Ho l'impressione che la spazzolatura a secco possa

stimolare il sistema nervoso. E' piacevole usare lo spazzolamento a secco sulla nostra pelle che prude. Capisco che può aiutare a disintossicarsi aumentando la circolazione sanguigna nella pelle. Può anche liberare i pori.

Questo piccolo strumento e processo semplice ha fatto una grande differenza nella mia salute della pelle. Ogni volta che sento prurito, uso una spazzolatura a secco piuttosto che grattare la pelle con le unghie. Grattare con le unghie può danneggiare la nostra pelle. Tuttavia, la spazzolatura a secco affronta davvero il problema del prurito senza alcun impatto duro sulla pelle.

Oltre alla spazzolatura a secco, l'idratazione regolare con la lozione di sorbolene o la soluzione di acqua al solfato di magnesio e l'esfoliante con fibre morbide sono i fattori più significativi per la mia salute della pelle.

Sauna secca

La sauna a secco è stato uno dei miei migliori strumenti di gestione dello stress, aggiungendo ulteriore piacere alla mia vita. Oltre ad affrontare i miei problemi di infiammazione del passato, ci sono alcune ragioni per cui mi piace così tanto una sauna.

È risaputo che il calore in una sauna asciutta induce effetti fisiologici rapidamente percepibili. Più specificamente, il calore può aumentare rapidamente la temperatura della pelle e del nucleo del corpo. Il rapido aumento della temperatura corporea può anche aumentare la frequenza cardiaca, il flusso sanguigno della pelle e causare rapidamente la traspirazione.

Il modo in cui mi godo una sauna è prendere in poche piccole sessioni tra i 15 e i 20 minuti, a seconda della temperatura della sauna. Dopo 10 minuti, posso sperimentare un sacco di sudore in molte parti del mio corpo, più pesante sul viso. Poi, ho una pausa veloce, come cinque minuti all'esterno. Poi provo altri 15 minuti, ma dopo ho una doccia fredda.

Avere docce fredde dopo un'intensa sessione di sauna è fantastico. Dopo la terza o quarta seduta, a seconda del tempo, continuo a rinfrescarmi con docce fredde. Posso controllare dal mio smartwatch che la maggior parte del tempo, il mio polso oscilla su e giù. Ad esempio, raggiunge i 150 battiti al secondo quando si trova all'interno della sauna dopo 15 minuti e scende di nuovo a 60 battiti al secondo dopo aver fatto la doccia fredda per cinque minuti fuori dalla sauna.

Un'ora dopo l'ultima seduta in sauna, la maggior parte del mio stress scompare. Mi sento più produttivo, sia fisicamente che mentalmente. La manifestazione fisica è il rilassamento dei muscoli, delle articolazioni e dei legamenti. Qualsiasi dolore indotto dall'esercizio fisico si scioglie rapidamente. Anche le mie ansie e preoccupazioni scompaiono.

C'è una crescente letteratura che documenta molti

più benefici delle saune secche, come il miglioramento della salute cardiovascolare, l'eliminazione delle tossine e il miglioramento del sistema immunitario, l'induzione del sonno profondo, la riduzione dei rischi del morbo di Alzheimer, e persino il miglioramento della longevità attivando i geni SIRT2.

Non ho ancora sperimentato a fondo tutti questi benefici e ho una mentalità aperta su di essi; tuttavia, ho certamente apprezzato gli aspetti di gestione dello stress e del dolore della sauna, che è diventata per me un piacevole hobby e uno strumento di trasformazione regolare.

Sto estendendo ulteriormente questo punto al punto che forse le grandi organizzazioni innovative come Google, Apple e Pixar dovrebbero aggiungere una sauna a secco e le docce fredde di accompagnamento ai loro uffici. Questo investimento inusuale può fornire ritorni positivi sorprendenti con un miglioramento della salute e del benessere dei dipendenti.

Consapevolezza dei muscoli magri e del grasso corporeo

Oltre ad essere bello e ben sagomato, il basso contenuto di grasso corporeo ha molteplici benefici per la salute. Massa muscolare magra è importante. Una combinazione di massa muscolare magra e corpo basso veloce è legata ad una maggiore stabilità ormonale, aumento del metabolismo, maggiore flessibilità nelle articolazioni, tendini, legamenti e aumento della densità ossea. Queste sono caratteristiche desiderabili con l'avanzare dell'età.

Oltre all'esercizio fisico, una buona alimentazione, il sonno e il riposo, mi sforzo di monitorare la qualità del grasso corporeo e della muscolatura. A tal fine, vado in un centro sportivo d'élite che utilizza Dexa Scan principalmente per sportivi professionisti come i giocatori di calcio, cricket e ginnasti. È il gold standard per misurare con precisione la massa grassa, muscolare e ossea.

A causa della domanda e della sua scarsità, utilizzare Dexa Scan è una pratica costosa. Per esempio, ho pagato 180 dollari per una sessione in Australia. Mio figlio mi stava prendendo in giro che imparare numeri a due cifre sul mio corpo su un pezzo di carta costava una tale quantità di denaro. Le sessioni di Dexa Scan richiedono anche la prenotazione con diverse settimane di anticipo, in quanto non sono molto comuni in alcune città o paesi.

Per risolvere il problema dei costi, la mia soluzione è stata quella di misurare la percentuale di grasso corporeo e la qualità muscolare attraverso l'uso di un dispositivo portatile chiamato Skulp. L'acquisto online costava circa 100 dollari. Veniva dagli Stati Uniti. Il dispositivo si collega a un'applicazione nello smartphone e i risultati sono vicini a quelli di Dexa Scan. Sono impressionato dalla precisione di Skulp.

Il semplice monitoraggio della qualità del mio grasso

corporeo e della qualità muscolare utilizzando Skulp una volta al mese mi motiva a mantenere il mio grasso corporeo più basso e a rafforzare i miei muscoli magri. Posso anche vedere i valori storici nell'app Skulp sul mio smartphone.

Digiuno intermittente

Il digiuno intermittente è stato uno dei migliori strumenti che ho usato per migliorare la mia salute da quasi tutti gli aspetti della mia trasformazione. In sintesi, mi ha aiutato a ridurre il grasso corporeo, a migliorare la mia massa muscolare magra e a migliorare la mia acutezza mentale.

Il modo più semplice per attuare il digiuno intermittente è saltare la colazione. Nonostante le avvertenze non comprovate del mainstream, ho imparato che la colazione non era il pasto più importante della giornata. Non ho fatto colazione per più di dieci anni e mi sono sentito sempre meglio praticando questo semplice hack.

Alcuni dei miei familiari e colleghi mi dicevano che non era salutare non fare colazione. Non ho avuto effetti collaterali causati dal digiuno intermittente. Con la mia dieta insolita, è ancora più efficace e molto più facile, perché sono già ingrassata. Raramente ho fame. La mia fame non è emotiva, come lo era quando ero in diete ad alto contenuto di carboidrati. Ora, se ho fame, significa che ho fisicamente fame e il mio corpo ha bisogno di rifornirsi, non di soddisfare le voglie. A proposito, non ho mai più voglia di cibo.

Per enfatizzare, usando un regime di digiuno intermittente, non provo alcuna perdita muscolare, come li misuro regolarmente, come indicato nella sezione precedente. La ragione per cui lo sottolineo qui è che ci sono alcune voci e affermazioni infondate nei media sui rischi di perdita muscolare associati al digiuno intermittente. Sono contrari alla mia esperienza; infatti, guadagno di più muscoli magri in questo regime.

Consapevolezza dei mitocondri

Ogni volta che sento o leggo il termine "mitocondri", mi porta l'immagine delle centrali energetiche delle nostre cellule. I mitocondri sono organelli che creano ATP (adenosina trifosfato) attraverso la respirazione cellulare, rompendo i nutrienti e creando molecole di energia per le nostre cellule.

E 'importante essere consapevoli della salute mitocondriale. Quando i nostri mitocondri sono danneggiati o malfunzionamenti, il nostro livello energetico complessivo e le prestazioni quotidiane diminuiscono drasticamente. Cominciamo a sentirci letargici, stanchi e pigri. Può essere evidente sia mentalmente che fisicamente.

Mitocondri è un argomento ben studiato. Sappiamo che la nostra alimentazione, il regime di esercizio fisico, le abitudini di sonno, e le abitudini di riposo hanno un notevole impatto sulla salute dei mitocondri. Inoltre, le tossine hanno un impatto negativo sul corretto funzionamento dei mitocondri.

Anche se la genetica gioca un ruolo importante, ho imparato dalla letteratura e dai miei mentori che la maggior parte degli attacchi che ho introdotto in questo libro può avere un impatto positivo sui mitocondri - per esempio, riducendo lo stress, eliminando le tossine dal corpo, diminuendo il grasso, migliorando la massa muscolare magra, mangiando cibo denso di nutrienti, esercizio fisico, sonno, riposo e saune asciutte.

Fare di meno, ottenere di più

Fare di meno e ottenere di più è un principio che ho imparato all'inizio degli anni '90 durante i miei studi di dottorato. Uno dei nostri docenti, che era anche uno dei miei supervisori, mi ha insegnato a concentrarmi su compiti importanti per completare il dottorato. A causa della natura degli studi di dottorato, ci si può facilmente distrarre e divagare su una miriade di altre idee interessanti e contenuti diversificati, non necessariamente essenziali per l'idea fondamentale oggetto di ricerca.

Ogni volta che ci siamo incontrati, il mio supervisore mi chiedeva quali compiti importanti intendevo svolgere in quel giorno. Continuava a chiedermi quali fossero le mie priorità e voleva rivederle e fornire un feedback immediato. Ha sottolineato che era il punto chiave per completare i miei studi in tempo e quello che lui chiamava "senza sforzo".

Con questo approccio, mi stava anche aiutando a ridurre il mio stress. Concentrarmi solo sulle cose che contano veramente riduce il carico inutile che portavo con me prima di incontrarlo. Dal momento che amo imparare, stavo rapidamente divagando in molte aree diverse non correlate, e questo mi stava creando uno stress inutile per me.

Questo specifico supervisore accademico mi ha aiutato a capire l'importanza della regola 80/20 nel definire le mie priorità. Ho anche imparato da lui non per gestire il tempo, ma per gestire le mie priorità. Era saggiamente echeggiava che il tempo non era gestibile. Imparare a completare piccoli compiti in un ordine di priorità sistematico mi ha aiutato a completare la mia ricerca e a scrivere la mia tesi in tempo.

Inoltre, ho applicato il principio del fare di meno e ottenere di più al mio lavoro. L'applicazione di questo principio sul lavoro mi ha aiutato ad essere un modello professionale e leader nel mio campo. Questo è stato uno dei metodi più efficaci che mi ha aiutato a trasformarmi in una vita più soddisfacente. Amo fare di meno e ottenere di più.

Rimozione del disordine

E' stata una grande sensazione ridurre il disordine nella mia vita. Presto particolare attenzione ogni giorno per rimuovere le cose inutili a casa e sul posto di lavoro.

Ogni volta che guardo un oggetto nella mia casa, le mie prime due domande sono "ne ho davvero bisogno o posso fare a meno di questo oggetto"? Questa semplice abitudine di interrogatorio mi aiuta ad avere uno stile di vita ordinato.

Con il passare degli anni, ho adottato l'importanza del principio less is more principle e ne ho raccolto i benefici. Pertanto, i miei punti di questo libro sono concisi e non elaborati rispetto ad altri libri su argomenti simili.

Non mi piace aggiungere molti casi studio di persone fittizie noiose, situazioni ipotetiche non necessarie e informazioni storiche eccessive. Tagliare il disordine nella comunicazione verbale e scritta essendo diretto e diretto è la strategia di comunicazione che funziona meglio per me.

Assunzione di piena responsabilità

La migliore lezione che ho imparato nella mia infanzia dai miei genitori è stata quella di assumermi la piena responsabilità di tutto ciò che ho fatto nella mia vita. Questo principio è stato uno dei più importanti fattori di trasformazione in ogni aspetto della mia vita.

L'uso di questo principio mi ha aiutato a non incolpare nessuno per niente. La colpa è la modalità predefinita per il cervello. E 'molto facile biasimare qualcuno o qualcosa per i risultati indesiderati che sperimentiamo. È difficile assumersi la piena responsabilità, specialmente in situazioni difficili.

Ho imparato da giovane che ogni volta che il mio cervello va al modo colpa per qualsiasi motivo, devo fare uno sforzo speciale per fermarmi e trovare un punto di gratitudine, anche nelle situazioni più difficili.

Ho anche sperimentato che, col senno di poi, la maggior parte dei punti difficili e delle situazioni indesiderate si sono trasformati in benedizioni sotto mentite spoglie. Questa mentalità mi ha aiutato ad essere più grato e meno piagnucoloso.

Il contenuto di questo libro riflette chiaramente l'importanza di assumermi la piena responsabilità della mia vita. È importante per me che mi piace sperimentare approcci controversi assumendomi rischi personali e non incolpando le pubblicazioni o chiunque mi abbia raccomandato loro quando non funzionano.

Invece di incolpare un individuo, una pubblicazione o un'istituzione, come nel mio caso i poveri consigli medici tradizionali in giovane età, ho scelto di cambiare la mia strada e di assumermi la responsabilità della mia salute. Rispetto ancora i miei medici di famiglia, medici specialisti o ospedali, ma faccio sempre le mie ricerche per la mia salute per prendere la decisione finale sulla base di scelte informate.

E' importante sottolineare ancora una volta, non consiglio niente a nessuno, ma invece amo condividere le mie esperienze e raccontarle in modo naturale, senza clamore o pregiudizi. Anche se condividere i fatti personali può mettermi in una situazione vulnerabile, vale la pena di condividerli. C'è la possibilità che alcune persone cerchino di approfittare della propria vulnerabilità. Poiché sono consapevole dei rischi, non è un problema condividere le mie esperienze la maggior parte del tempo.

Agendo ora

L'importanza di oggi è ben nota e ben documentata in studi interdisciplinari. Ci sono enfasi speciali di "ora" su affari, commercio, psicologia, religione, economia, medicina, ingegneria, arte e altre discipline.

Agire immediatamente per le cose che veramente contano è diventata per me una seconda natura. Questo principio si riferisce a qualsiasi cosa e in qualsiasi momento per le cose che richiedono un completamento. Non mi piace procrastinare. Non appena vedo il mio cervello passare alla modalità di procrastinazione predefinita, cerco di avere una conversazione amichevole con il mio cervello e gli chiedo gentilmente di passare all'orientamento all'azione. La maggior parte del tempo, il mio cervello addestrato obbedisce bene e diventiamo di nuovo amici.

Dai giorni precedenti, è stata una delle cose più utili per imparare come smettere di procrastinare nella mia vita. Una semplice implementazione di questo per me è che se credo che il compito a portata di mano può essere fatto in pochi minuti, non lo lascio mai ad un momento successivo.

Tuttavia, se un compito richiede un'ulteriore analisi e riflessione, allora pianifico un momento opportuno per intraprenderlo e agire sulla base del piano e della priorità stabilita per il compito. Se il compito non può essere portato a termine in un momento specifico, l'approccio migliore è quello di decostruire il compito in piccoli pezzi e affrontarli in ordine di priorità per ogni componente identificato.

Affrontare compiti più piccoli e portare a termine quelli ad alta priorità in anticipo può motivarci. Assaggiando il successo del completamento di piccoli compiti, ho notato che il mio cervello mi serve meglio, con più entusiasmo invece di sintomi di astinenza o di procrastinazione.

È un'ispirazione personale per me concentrarmi ora e sui compiti specifici (con priorità) a portata di mano. Questa consapevolezza mi ha aiutato a spostarmi dalla mia zona di benessere. Amo la mia zona di stretching. Essere nella zona di stretching mi aiuta a creare il mio futuro prendendo azioni tempestive e responsabilità personale per le mie azioni.

Essere una persona orientata all'azione mi ha aiutato ad essere più coraggioso, nonostante le mie paure, in situazioni spaventose. Infatti, agire tempestivamente è stato l'unico strumento che mi ha aiutato a superare le mie paure. Le azioni tempestive sono sinonimo di coraggio. Le azioni ritardate possono intensificare la paura e possono persino paralizzarci chiedendoci di rimanere passivi nella zona di comfort.

La stesura di questo libro è stata una delle azioni che ho rimandato nonostante una certa ansia iniziale di condividere pubblicamente la mia esperienza personale. Tuttavia, nonostante la preoccupazione iniziale, la convinzione che la mia esperienza può aiutare altre persone e fornire alcune intuizioni a coloro che hanno bisogno di alcuni esempi di vita reale mi ha incoraggiato a procedere e intraprendere l'azione. La mia paura è scomparsa quando ero a metà della stesura di questo libro. Ho scritto questo libro nella mia zona stretch e spero che tu lo legga anche nella tua zona stretch. Leggere questi punti di trasformazione può avere un senso nella zona di allungamento. Se si legge questo libro in modalità predefinita e comfort zone, la maggior parte di questi punti sarà molto difficile.

Inoltre, mi piacerebbe ricevere feedback e imparare dall'esperienza dei miei lettori riguardo a questi elementi che hanno funzionato per la trasformazione desiderata. Chi lo sa? Forse posso imparare di più dalla tua esperienza per trasformarmi in esperienze migliori. Potete convalidare le mie prove come positive o negative sulla base della vostra esperienza personale. Posso essere contattato tramite LinkedIn, che è il mio principale sito di social media. Spero di poter conversare con voi anche negli altri miei libri.

Apprendimento pratico

L'apprendimento è uno dei miei desideri più forti e la pratica continua nella mia vita. In passato leggevo molti libri, soprattutto come attività ricreativa. Ogni punto di questo libro è un'attività appresa. Ho anche scritto una tesi completa sull'apprendimento in ambito tecnico e scientifico. Poiché l'argomento è troppo ampio, non voglio entrare nei dettagli sull'apprendimento in questo libro.

Il mio punto di vista è legato alla lettura. Lasciatemi spiegare. La lettura da un libro o da un dispositivo elettronico richiede alcune condizioni e prerequisiti come la massima attenzione e un luogo confortevole e tranquillo. Tuttavia, con l'aiuto della tecnologia, ho esteso la mia lettura alle pubblicazioni Audible. Questo è diventato un punto sostanziale per me, quindi ho voluto condividerlo anche con voi.

Per ascoltare alcune importanti pubblicazioni in movimento, acquistavo costosi nastri, CD e DVD. Avevano i loro limiti. Tuttavia, i servizi di streaming audio come Audible sono i più convenienti per ascoltare e imparare quasi ovunque con qualsiasi dispositivo.

Ho trovato il modello di abbonamento Audible molto utile per accelerare il mio apprendimento. Questo abbonamento è economico ed efficace per accedere a molti libri in formato audio. Detto questo, mi piace ancora leggere libri quando è possibile.

Capitolo 9: Conclusione

In questo libro conciso, ho fornito una breve narrazione di elementi di trasformazione essenziali della mia vita. La maggior parte di essi erano per tentativi ed errori e sono diventati di seconda natura solo dopo aver avuto difficoltà nella mia vita.

Invece di essere una vittima dei sistemi consolidati, ho scelto di imparare sulla base dell'esperienza, facendo leva sul mio background scientifico e facendo leva sull'esperienza dei miei mentori e di quelle persone coraggiose che hanno condiviso le loro esperienze personali su vari media.

Il tema principale di questo libro è reinventare me stesso. Per molti anni, ho fatto uno sforzo consapevole per reinventarmi alle versioni più recenti. Permettetemi di spiegare brevemente perché continuo a reinventarmi.

Reinventare me stesso

Le persone intorno a me pongono domande come il motivo per cui continuo a provare sempre nuovi hacker e mi prendo una notevole quantità di rischi nella mia vita. La mia risposta semplice è di raggiungere la versione migliore di me stesso reinventandomi. Lasciatemi spiegare brevemente.

Quando trovo nuovi significati nella mia vita, i cambiamenti che pianifico diventano naturalmente inevitabili. Sappiamo che tutto nella vita continua a cambiare, quindi dobbiamo adattarci al costante cambiamento. Invece di cambiamenti casuali o ad hoc, preferisco i cambiamenti pianificati. Creare cambiamenti pianificati dà un delizioso senso di controllo sul mio destino.

Considerando i limiti della mia mente e del mio corpo, la loro capacità in un dato momento, cerco di aumentare il carico fisico e mentale in modo incrementale. Mentre imparo e provo cose nuove, ogni incremento provoca qualche cambiamento positivo e mi aiuta a reinventare nuove versioni di me stesso. Nell'ultimo decennio, ho sperimentato molteplici versioni di me stesso e mi sono divertito immensamente in ogni versione.

La reinvenzione è un processo continuo per me, e sto supponendo anche per te. La reinvenzione si verifica nella mia occupazione, hobby, relazioni, relazioni, creatività, postura fisica, flessibilità, velocità, forza, qualità del sonno, tolleranza allo stress, resistenza fisica, comunicazioni e molti altri aspetti della vita.

Comprendere il messaggio dei miei sentimenti e delle mie emozioni, schemi di pensiero ricorrenti, allineati con una logica controllata, mi aiutano a migrare da una zona di comfort ad una zona di allungamento ben progettata e trasformata.

Continuo a guardare dentro e fuori per capire cosa mi tocca a che livello, cosa mi ispira e cosa mi influenza. Imparare di più e conoscere di più di me stesso ogni giorno attraverso prove ed errori può anche aiutarmi a ricreare le mie versioni più recenti.

Tutti gli elementi menzionati in questo libro mi hanno aiutato da varie angolazioni a trasformarmi in versioni più recenti di me stesso, mentre li ho fissati per raggiungere gli obiettivi desiderati nel mio piano di crescita e nella mia strategia di soddisfazione della vita.

È stato un onore e un piacere condividere con voi le mie modeste intuizioni. Spero di imparare le tue intuizioni e come ti reinventi. Puoi seguirmi su Amazon per ulteriori aggiornamenti su questo libro e su altri libri che potrebbero interessarti. Il link alla pagina del mio autore su Amazon è amazon.com/author/drmehmetyildiz

Altri libri di questo autore

Un approccio moderno all'architettura aziendale basato su mobilità, cloud, internet degli oggetti e grandi dati.

Modernizzare e trasformare l'impresa con un'architettura pragmatica, tecnologie potenti, agilità innovativa e fusione.

Sono l'autore di questo libro per fornire una guida essenziale, idee interessanti e modi unici agli architetti d'impresa, in modo che possano portare a termine con successo complesse iniziative di modernizzazione aziendale trasformando il caos in coerenza. Questo non è un normale libro di teoria che descrive in dettaglio l'Enterprise Architecture. Ci sono una miriade di libri sul mercato e nelle biblioteche che discutono dettagli dell'architettura d'impresa.

Come Senior Enterprise Architect, ho letto centinaia di questi libri e articoli per imparare diversi punti di vista. Sono stati preziosi per me per stabilire le mie basi nella prima fase della mia professione. Tuttavia, ciò che manca ora è un libro di orientamento conciso che mostra agli Enterprise Architects i nuovi approcci, le intuizioni dall'esperienza e dalle sperimentazioni della vita reale, e che mette in evidenza le tecnologie di differenziazione per la modernizzazione dell'impresa. Se solo ci fosse una guida di questo tipo quando ho iniziato a impegnarmi in programmi di modernizzazione e trasformazione.

La più grande lezione appresa è il risultato economico della modernizzazione dell'impresa. Ciò che conta veramente per il business è il ritorno sull'investimento dell'architettura aziendale e delle sue capacità di monetizzazione. Il resto è la teoria perché oggi i dirigenti sponsor, a causa del clima economico, non hanno interesse, attenzione o tolleranza per le imprese non redditizie. Mi dispiace deludere alcuni architetti d'impresa idealisti, ma con il dovuto rispetto, è la realtà, e non possiamo cambiarla. Questo libro tratta della realtà piuttosto che della perfezione teorica. Chiunque si opponga a questa visione del clima deve provenire da un altro pianeta.

In questo libro conciso, ordinato e di facile lettura, cerco di mostrare con un approccio strutturato i punti dolorosi e le preziose considerazioni per la modernizzazione dell'impresa. Il rigore architettonico è ancora essenziale. Non possiamo compromettere il rigore che punta alla qualità dei prodotti e dei servizi come obiettivo finale. Tuttavia, ci deve essere un delicato equilibrio tra rigore architettonico, valore commerciale e velocità di commercializzazione. Ho applicato questo approccio pragmatico a molteplici iniziative di trasformazione sostanziale e a complessi programmi di modernizzazione. Il punto chiave è l'utilizzo di un approccio iterativo e progressivo per ogni aspetto delle iniziative di modernizzazione, comprese le persone, i processi, gli strumenti e le tecnologie nel loro complesso.

Partendo da una visione di alto livello dell'architettura d'impresa per inquadrare il contesto, ho fornito una dozzina di capitoli distinti per evidenziare ed elaborare i fattori che possono fare la differenza nell'affrontare la complessità e produrre eccellenti iniziative di modernizzazione. In qualità di eminenti leader, gli Enterprise Architects sono i talenti critici che possono intraprendere questa massiccia missione utilizzando le loro persone e le loro competenze tecnologiche, oltre a molti attributi critici come la calma e l'approccio composto. Sono architetti, non vigili del fuoco. Ho piena fiducia nel fatto che questo libro possa fornire preziose intuizioni e momenti in cui questi architetti di talento possono affrontare questa enorme missione trasformando il caos in coerenza.

Una guida pratica per gli architetti di soluzioni per l'internet degli oggetti

Progettare ecosistemi dell'internet degli oggetti sicuri, agili, economici, altamente disponibili e performanti.

L'obiettivo di questo libro è quello di fornire agli architetti della soluzione IoT una guida pratica e una prospettiva unica. Gli architetti di soluzioni che lavorano negli ecosistemi dell'internet degli oggetti hanno un livello di responsabilità senza precedenti sul lavoro; pertanto, trattare con gli ecosistemi dell'internet degli oggetti può essere scoraggiante.

In qualità di professionista esperto in questo campo, capisco le sfide che devono affrontare gli architetti della soluzione dell'internet degli oggetti. In questo libro, ho riflettuto sulle mie intuizioni basate sulla mia esperienza nell'architettura di soluzioni distribuita in tre decenni. Inoltre, questo libro può anche guidare altri architetti e designer che vogliono imparare gli aspetti architettonici dell'internet degli oggetti e comprendere le sfide chiave e le risoluzioni pratiche delle soluzioni architettoniche dell'internet degli oggetti. Ogni capitolo si concentra sugli aspetti chiave che costituiscono la cornice di questo libro: sicurezza, disponibilità, prestazioni, agilità ed economicità.

In questo libro ho anche fornito definizioni utili, un breve background pratico sull'internet degli oggetti e un capitolo guida sullo sviluppo dell'architettura di soluzioni. Il contenuto è principalmente pratico, quindi può essere applicato o essere un contributo supplementare ai progetti architettonici in questione.

Un quadro di eccellenza tecnica per una leadership innovativa nella trasformazione digitale

Trasformare l'impresa con eccellenza tecnica, innovazione, semplicità, agilità, fusione e collaborazione.

Lo scopo principale di questo libro è quello di fornire preziose intuizioni per la leadership nelle trasformazioni digitali grazie all'eccellenza tecnica, utilizzando un quadro pragmatico a cinque pilastri. Questo quadro di potenziamento mira ad aiutare il lettore a comprendere le caratteristiche comuni dei leader tecnici e tecnologici in modo strutturato.

Anche se ci sono diversi tipi di leader ad ampio spettro impegnati in trasformazioni digitali, in questo libro, ci concentriamo solo su eccellenti leader tecnici e tecnologici che hanno obiettivi di trasformazione digitale per affrontare le interruzioni tecnologiche e solide capacità di creare nuovi flussi di reddito. Non importa se questi leader possono avere titoli esecutivi formali o solo titoli specialistici di dominio, essi dimostrano caratteristiche vitali di eccellenti capacità di leadership tecnica che consentono loro di condurre complesse e complicate iniziative di trasformazione digitale.

La ragione principale per comprendere l'eccellenza tecnica e le capacità richieste per la leadership di trasformazione digitale in un contesto strutturato è modellare i loro attributi e trasferire le ben note caratteristiche agli aspiranti leader e alle generazioni future. Possiamo trasferire la nostra comprensione di queste capacità a livello individuale e applicarle alle nostre attività quotidiane. Possiamo anche trasformarle in abitudini utili per eccellere nei nostri obiettivi professionali. In alternativa, possiamo trasmettere queste informazioni ad altre persone di cui siamo responsabili, come i nostri adolescenti che puntano a ruoli di leadership digitale, studenti del terziario, mentee e colleghi.

Cerchiamo di definire i ruoli dei leader tecnici e tecnologici strategici utilizzando una struttura specifica, basata su innovazione, semplicità, agilità, collaborazione, fusione ed eccellenza tecnica. Questa struttura offre una comprensione comune dei fattori critici del leader. L'analisi strutturata presentata in questo libro può essere preziosa per comprendere chiaramente il contributo dei leader tecnici.

Certo, questo libro ha un pregiudizio verso gli attributi positivi dei leader eccellenti di proposito. La ragione convincente di questo pregiudizio è di focalizzarsi sugli aspetti positivi e descrivere questi attributi in modo conciso e in quantità sufficiente a cogliere l'argomento in modo che questi attributi positivi possano essere riutilizzati e modellati dagli aspiranti leader. Poiché anche l'altra faccia della medaglia è essenziale per diverse intuizioni, ho intenzione di trattare gli aspetti dannosi di leader inutili in un libro a parte, forse nel contesto delle lezioni apprese considerando diversi casi d'uso per un diverso tipo di pubblico. Di conseguenza, ho escluso gli aspetti negativi di leader inutili in questo libro.

Progettazione di soluzioni per grandi dati integrate con IoT e Cloud

Creare intuizioni strategiche di business con agilità

IoT, Big Data e Cloud Computing sono tre distinti domini tecnologici con casi d'uso sovrapposti. Ogni tecnologia ha i suoi meriti; tuttavia, la combinazione di tre crea una sinergia e l'opportunità d'oro per le aziende per raccogliere i benefici esponenziali. Questa combinazione può creare una magia tecnologica per l'innovazione se adeguatamente architettata, progettata, implementata e gestita.

L'integrazione dei Big Data con le architetture dell'internet degli oggetti e del cloud offre notevoli vantaggi aziendali. È come se fosse un abbinamento perfetto. L'internet degli oggetti raccoglie dati in tempo reale. Big Data ottimizza le soluzioni di gestione dei dati. Il cloud raccoglie, ospita, calcola, archivia e diffonde i dati rapidamente.

Sulla base di queste interessanti proposte di business, lo scopo principale di questo libro è quello di fornire una guida pratica per la creazione di soluzioni Big Data integrate con le architetture IoT e Cloud. A tal fine, il libro offre una panoramica architettonica, la pratica delle soluzioni, la governance e l'approccio tecnico di base per la creazione di soluzioni integrate di Big Data, Cloud e IoT.

Il libro offre un'introduzione all'architettura della soluzione, tre capitoli distinti che comprendono i Big Data, il Cloud e l'IoT con il capitolo finale, incluse le osservazioni conclusive da considerare per le soluzioni Big Data. Questi capitoli includono i punti architettonici essenziali, la pratica delle soluzioni, il rigore metodico, le tecniche, le tecnologie e gli strumenti.

La creazione di soluzioni Big Data è complessa e complicata da più angolazioni. Tuttavia, con la consapevolezza e la guida fornita in questo libro, gli architetti delle soluzioni Big Data possono essere in grado di fornire soluzioni utili e produttive con crescente fiducia.

È possibile accedere ai libri in inglese del Dr Yildiz dal seguente link:

amazon.com/author/drmehmetyildiz

Sottotitolo del libro:

Usare semplici ma efficaci hack per trasformare la salute fisica, mentale ed emotiva.

Descrizione del libro:

Sei stanco di leggere inutili consigli mainstream che ti rendono più malato, grasso e doloroso? Volete che le vostre ipotesi di essere sfidati per intuizioni basate sull'esperienza di vita reale? Credi ancora che i carboidrati siano essenziali? Hai ancora paura di mangiare carne e grasso? Vuoi essere felice e gioioso senza nebbia cerebrale e corpo doloroso? Crederesti che un semplice fatto come l'aggiunta di sali di Epsom al tuo bagno può fare un cambiamento drammatico per la sofferenza di piaghe muscolari massicce che si può avere per tutta la vita? Volete imparare a migliorare la vostra forma fisica con 10 minuti di trampolino nel vostro studio o soggiorno mentre guardate il vostro show preferito su YouTube o Netflix? Questo libro mostra come una persona curiosa, matura e ben istruita abbia strutturalmente provato diversi salvataggi e condiviso la sua esperienza in modo chiaro e aperto con voi. Questi semplici ma potenti profondimenti

 che vale la pena di leggere e comprendere per sviluppare il vostro viaggio di trasformazione. Se vi piace imparare da altre persone che hanno cercato e raggiunto risultati notevoli e sostenibili, questo libro può gettare luce sul vostro viaggio del benessere. Nessuna vendita di prodotti, nessuna campagna pubblicitaria, nessuna agenda, nessun disordine! Semplici fatti ed esperienze realmente condivise a scopo benefico e informativo! Potreste essere sorpresi, sorpresi e ringraziarmi per aver letto questo libro come hanno fatto molti lettori beta. In due ore, è possibile ottenere informazioni che cambiano la vita con facilità. Informazioni che possono darvi idee per reinventarvi. Ho creato la consapevolezza, e la scelta è vostra.

Parole chiave:

trasformazione personale vita hack, vita hacks, vita hacks

Biografia dell'autore:

Il dottor Mehmet Yildiz è un distinto architetto d'impresa L3 certificato dall'Open Group. Lavorando nel settore IT negli ultimi 35 anni alla guida di progetti aziendali complessi per grandi organizzazioni aziendali, si è recentemente concentrato su soluzioni tecnologiche all'avanguardia, quali IoT, Blockchain, Cognitive, Cloud, Fog e integrazione Edge Computing.

Il dottor Yildiz è un pratico professionista per le architetture di soluzioni che guidano iniziative aziendali complesse e un campione di Agile. Come evangelista dell'innovazione in tutti i campi della vita, è anche un inventore riconosciuto con diversi brevetti. Il dottor Yildiz insegna le migliori pratiche architettoniche al lavoro, guida i suoi colleghi, supervisiona i dottorandi e fornisce lezioni di livello industriale a studenti post-laurea in diverse università australiane.

Oltre alla sua carriera tecnica, il dottor Yildiz si diverte a tentare nuove strade per trasformare la sua salute e condivide generosamente la sua esperienza con gli altri, come si riflette in questo libro. È possibile seguire e connettersi con l'autore a

Linkedin:https://www.linkedin.com/in/mehmetyildiz

Goodreads: https://www.goodreads.com/drmehmetyildiz

Una gentile richiesta:

Cari lettori, se questo libro vi è piaciuto e lo avete trovato prezioso, lasciate il vostro breve feedback su Goodreads o Amazon. Grazie per il vostro sostegno.

Sito web dell'autore: https://digitalmehmet.com